药物分析
实训教程

卫亚丽 / 著

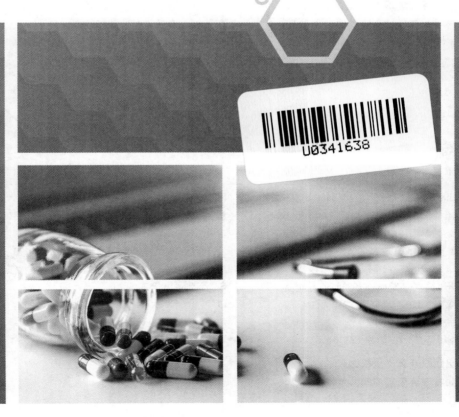

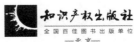
知识产权出版社
全国百佳图书出版单位
—北京—

图书在版编目（CIP）数据

药物分析实训教程/卫亚丽著. —北京：知识产权出版社，2020.8
ISBN 978 - 7 - 5130 - 7118 - 5

Ⅰ.①药… Ⅱ.①卫… Ⅲ.①药物分析—教材 Ⅳ.①R917

中国版本图书馆 CIP 数据核字（2020）第 155410 号

内容提要

本书是药物分析课程的配套教材之一，其编写强调加强学生的基本理论、基本知识、基本技能教学，不仅是药学专业、中药资源与开发专业、制药工程专业的必备教材，也是广大从事药品生产检验和研究、科研和管理的技术人才的重要参考书籍。

责任编辑：王玉茂　　　　　　　　　　　责任校对：谷　洋

封面设计：博华创意·张冀　　　　　　　责任印制：刘译文

药物分析实训教程

卫亚丽　著

出版发行：	知识产权出版社 有限责任公司	网　　址：	http：//www.ipph.cn
社　　址：	北京市海淀区气象路 50 号院	邮　　编：	100081
责编电话：	010 - 82000860 转 8541	责编邮箱：	wangyumao@ cnipr.com
发行电话：	010 - 82000860 转 8101/8102	发行传真：	010 - 82000893/82005070/82000270
印　　刷：	三河市国英印务有限公司	经　　销：	各大网上书店、新华书店及相关专业书店
开　　本：	787mm×1092mm　1/16	印　　张：	10.75
版　　次：	2020 年 8 月第 1 版	印　　次：	2020 年 8 月第 1 次印刷
字　　数：	170 千字	定　　价：	50.00 元

ISBN 978 - 7 - 5130 - 7118 - 5

前　言

　　药物分析是一门综合性的应用学科。药物分析实训是药物分析课程的重要组成部分，是理论联系实际的重要环节。本书是药物分析课程的配套教材之一，不仅是药学专业、中药资源与开发专业、制药工程专业的必备教材，也是广大从事药品生产、检验和研究、科研和管理的技术人才的重要参考书籍。

　　本书的主要特色在于，教材编写强调"三基"（基本理论、基本知识、基本技能），践行"四合"（实践经验与经典技术相结合、技术创新与素质培养相结合、实验项目与科研工作相结合、实验项目与中国药典相结合），将实训内容分为三个层次（基础性实训项目、综合性实训项目、设计性实训项目），并与现行药品质量标准、执业药师考试、职业技能鉴定及质检岗位紧密相连，通过一定学时的专项实验及自主综合实验的训练，使学生对实际工作有感性认识，初步具备独立完成药品检验工作的能力。同时将一些药物分析研究的热点及药典中的新内容引入实验，有利于学生了解学科前沿，把握时代热点，拓宽知识面，培养创新意识和科研能力。

　　在本书的撰写过程中，有幸得到了贵州民族大学民族医药学院各位专家的大力支持，在此予以衷心感谢。

　　由于编者学识水平有限，书中难免存在疏漏之处，敬请专家和读者批评指正。

著者

2020 年 4 月于贵阳

目　录

第一章　技术规范标准

"药物分析实训课程"要求学生加深对药物分析学科的基本理论和专业知识的认识和理解，掌握中国药典常用的分析方法、实验技术的基本原理及常用仪器的正确使用，熟悉各种分析方法的操作技术和效能指标的评价过程，培养学生具有科学的实验态度和操作技能，为从事药品质量检验工作及科研工作奠定基础。

第一节　实验室安全守则

一、遵守实验室规则

（1）实验前须预习与实验有关的知识内容，明确实验目的，认真做好实验预习。

（2）化学实验室是开展化学实验的场所，不得在实验室内进行其他活动，必须坐着做实验。

（3）任何人在进入化学实验室后不得喝水、吃东西，离开实验室时必须洗手。

（4）遵守纪律、保持安静，由组长领取仪器和药品，认真听实验负责老师的讲解。

（5）实验操作要认真、规范；观察实验现象要细致、有耐心，并认真做好实验记录。

（6）爱护仪器、设备，节约用水并且按量取用药品。剩余药品要回收，不得扔进水槽里。实验室的仪器、药品、用具均应有固定的存放位置，不得任意挪动或移出室外。损坏仪器、设备应照价赔偿，故意损坏设备者加倍赔偿。

（7）实验中如发生中毒、失火、爆炸等意外事故，不要惊慌，应按照安全规则及时处理。事后要检查原因并记入事故登记簿。

（8）实验完毕后，首先，把实验废渣倒入指定的容器内，清洗并清理仪器；其次，按规定把仪器、药品放置整齐交组长检查验收；最后，搞好桌面和室内卫生，经实验负责老师检查认可后方能离开实验室。

（9）学生不能遵守上述规则时，任课教师有权禁止学生做实验。

二、药品取用的原则和方法

（一）安全性原则

1. 禁止直接用手接触化学试剂。
2. 禁止用鼻子凑近闻化学试剂的气味。
3. 禁止直接品尝化学试剂。

（二）节约性原则

严格按照实验规定的用量取用试剂。如果有说明用量，严格按照实验规定的用量取用；如果没有说明用量，一般应按最少量取用，即液体 1~2mL，固体只需盖过试管底部。

（三）保存性原则

实验中剩余的试剂一般不能放回原试剂瓶，以防瓶中试剂被污染。

特别提醒

1. 对于一些特殊的试剂，实验中剩余的试剂可放回原试剂瓶，例如金属钠。

2. 对一些纯度要求不高又不容易变质的试剂，实验中剩余的试剂可放回原试剂瓶，例如镁条、锌粒、碳酸钙等。

（四）固体药品的取用

1. 取用粉末状或细小颗粒药品时，用纸槽操作要领：一斜、二送、三直立。
2. 取用块状固体时，用镊子操作要领：一横、二放、三慢竖。

（五）液体药品的取用

1. 取用较多量时，可直接倾倒。具体操作为：先取下瓶塞倒放在桌上，一手握瓶，标签向手心，一手斜握容器，使瓶口与容器口紧靠，缓缓倒入。

2. 取用少量时，可用胶头滴管或玻璃棒移取。

3. 定量取用时，用量筒量取。

三、意外事故的紧急处理

（1）被玻璃或其他锐物划伤时，首先用双氧水清洗伤口，其次在伤口处涂上红药水或碘酒，最后用创可贴外敷。

（2）烫伤或烧伤时，用药棉浸 75%～95% 的酒精轻涂伤处，也可用 3%～5% 的高锰酸钾溶液轻涂伤处。

（3）如不慎将酸液沾在皮肤或衣物上时，应立即用清水冲洗，再用 3%～5% 的碳酸氢钠溶液清洗。如果碱液沾在皮肤上，先用清水冲洗，然后涂上硼酸溶液。

（4）如果酸液或碱液倾倒在实验桌上，先立即用碳酸氢钠溶液中和，然后用清水冲洗。如果洒落少量的酸液或碱液，立即用抹布擦净。

（5）如果眼睛被化学品灼伤，首先立即用大量清水冲洗，边洗边眨眼睛。若被碱灼伤，再用 20% 的硼酸溶液淋洗；若被酸灼伤，再用 3% 的碳酸氢钠溶液淋洗。

四、实验室火灾处理

（1）移走可燃物，切断电源，停止通风。

（2）与水发生剧烈反应的化学药品不能用水扑救，如钾、钠等。

（3）比水密度小的有机溶剂，不能用水扑救，如乙醇，可用沙子或石棉布盖灭。

（4）酒精及有机物小面积着火时，应用湿布或沙子扑盖。

（5）反应器内发生的燃烧，如果是敞口器皿，可用湿抹布盖灭。

五、实验安全需"十防"

一防倒流：如实验室制氧气，试管底部要略高于管口。

二防倒吸：加热法制气体并用排水法收集气体时，实验结束时要先将导管从水中移出，再撤酒精灯。

三防氧化：保存白磷时用水液封。

四防泄漏：气体制备实验前需检查气密性。检验方法采用温差法：将导气管的末端插入水中，然后用手或酒精灯微热，如果导气管末端有气泡产生，松开手或移走酒精灯后，导管末端形成一段稳定的水柱，证明不漏气；反之，漏气。

五防暴沸：加热液体要加碎瓷片或沸石。稀释浓硫酸时，要将浓硫酸沿器壁缓缓加入水中，边加边搅拌冷却。

六防挥发：某些试剂的保存要密封，并置于阴凉处。

七防堵塞：如加热高锰酸钾制氧气，细小的高锰酸钾粉末可能引起导气管堵塞，试管口要放一团棉花。

八防污染：有毒气体要在通风橱中操作；实验后残物、残液要及时处理。已取出的未用完的试剂一般不能放回原试剂瓶（钠、钾、白磷等除外）；滴管滴液体时不能触及试管壁；试剂瓶盖打开要倒扣，取完试剂立即盖上；药匙要专用。

九防爆炸：可燃性气体（如氢气、一氧化碳、甲烷等）点燃前要验纯。用氢气、一氧化碳还原氧化铁、氧化铜时，先通入氢气或一氧化碳，待检验尾部气体纯净、保证空气已排尽后，再加热。

十防中毒：化学药品可通过呼吸道、消化道、五官以及皮肤的伤口侵入人体引起中毒。实验中应注意采取合理的措施，尽量在通风处进行。如果误食重金属盐，应喝豆浆、牛奶或鸡蛋清解毒。

第二节　实验误差与数据处理

一、误差

真实值与测量值之差叫作误差。通常用准确度和精密度来评价误差的大小。测量的准确度表示测量的正确性，测量的精密度表示测量的重复性。

（一）准确度

准确度是指测量值与真实值相接近的程度。测量值与真实值越接近，误差越小，准确度越高。误差可分为绝对误差和相对误差：

$$绝对误差 = 测量值 - 真实值$$

$$相对误差 = \frac{绝对误差}{真实值} \times 100\%$$

例如，用分析天平称得两份蛋白质的质量分别为 2.1750g 和 0.2175g，假定两者的真实值分别为 2.1751g 和 0.2176g，则称量的绝对误差分别为：

$$2.1750 - 2.1751 = -0.0001（g）\qquad 0.2175 - 0.2176 = -0.0001（g）$$

它们的相对误差应分别为：

$$\frac{-0.0001}{2.1751} \times 100\% = -0.005\% \qquad \frac{-0.0001}{0.2176} \times 100\% = -0.05\%$$

由此可见，两份蛋白质称量的绝对误差虽然相等，但当用相对误差表示时，可以看出第一份称量的准确度比第二份的准确度大 10 倍。因此，测量的准确度常用相对误差表示。因为真实值是未知的，所以人们习惯把一个误差很小的值作为"真实值"来进行计算。

（二）精密度

精密度是一组测量值彼此符合的程度。精密度一般用偏差来表示。偏差是测量值与平均值之差，它分为绝对偏差和相对偏差：

$$绝对偏差 = 测量值 - 算术平均值$$

$$相对偏差 = \frac{绝对偏差}{算术平均值} \times 100\%$$

与误差的表示方法一样，用相对偏差来表示实验的精密度比绝对偏差更有意义。

在实验中，对某一样品进行多次平行测定，可求得其算术平均值。对结果的精密度有多种表示方法，这里介绍常用的两种方法。

1. 平均绝对偏差和平均相对偏差表示法

例1　5 次测得某种蛋白质制剂的含氮量为：16.1%、15.8%、16.3%、16.2%、15.6%，用平均偏差表示。

分析结果	算术平均值	绝对偏差（不计正负）
16.1%		0.1%
15.8%		0.2%
16.3%	16.0%	0.3%
16.2%		0.2%
15.6%		0.4%

（1）求平均绝对偏差。

$$\frac{0.1\% + 0.2\% + 0.3\% + 0.2\% + 0.4\%}{5} = 0.2\%$$

（2）求平均相对偏差。

$$\frac{0.2\%}{16.0\%} \times 100\% = 1.25\%$$

测定结果用数字表示应为 16.0% ±0.2%。

2. 标准差法

例2　6 次测定血清钙含量为：2.90mmol/L、2.96mmol/L、2.94mmol/L、2.96mgmmol/L、2.92mgmmol/L、2.90mmol/L，求标准差。

（1）首先求其算术平均值。

$$\frac{2.90 + 2.96 + 2.94 + 2.96 + 2.92 + 2.90}{6}mmol/L = 2.93mmol/L$$

（2）求绝对偏差。

$$d_1 = 2.90 - 2.93 = -0.03mmol/L$$

$$d_2 = 2.96 - 2.93 = 0.03mmol/L$$

$$d_3 = 2.94 - 2.93 = 0.01mmol/L$$

$$d_4 = 2.96 - 2.93 = 0.03mmol/L$$

$$d_5 = 2.92 - 2.93 = -0.01mmol/L$$

$$d_6 = 2.90 - 2.93 = -0.03mmol/L$$

（3）求出标准差（SD）。

$$SD = \sqrt{\frac{\sum_{i=1}^{n}(x_i - \overline{x})^2}{n-1}}$$

$$= \sqrt{\frac{d_1^2 + d_2^2 + d_3^2 + d_4^2 + d_5^2 + d_6^2}{5}}$$

$$= 0.03mmol/L$$

结果表示用"平均值±标准差"：2.93mmol/L±0.03mmol/L。

应该指出，误差和偏差具有不同的含义。误差以真实值为标准；而偏差以平均值为标准，用平均值代替真实值来计算误差，得到的结果是偏差。还应该指出，用精密度来评价分析的结果是有一定的局限性的。分析结果的精密度很高（即平均相对偏差很小）并不一定说明实验准确度也很高。如果分析过程中存在系统误差，可能并不影响每次测得数值之间的重合程度，即不影响精密度。但此分析结果必然偏离真实值，也就是分析的准确度并不一定很高。当然，若是精密度也不高，则无准确度可言。

二、产生误差的原因和校正

直接测量误差主要来自三个方面：①测量方法本身的优劣；②测量仪器的精度；③测量者本人的习惯及熟练程度。

根据以上原因，可按误差性质和来源分为三类。

（一）系统误差

系统误差也叫可定误差，是由确定原因引起，服从一定函数规律的误差，一般有一定的方向，即测量值总是比真实值大或比真实值小。系统误差常反复出现，多数情况可由对分析方法的透彻理解而清除。

这种误差多因测量方法错误、仪器或试剂不合格、操作不正规等原因造成。

为减少系统误差常采取下列措施：

（1）空白试验：在不加样品的情况下，按与样品测定完全相同的操作和条件进行分析，得到空白值。将样品分析的结果扣除空白值，可以得到比较准确的结果。

（2）回收率测定：取一定量的标准物质，添加到待测的未知样品中，与待测的未知样品同时作平行测定。

一般的分析方法，要求回收率在95%～105%。系统误差越大，回收率越低。

（3）仪器校正：对测定仪器进行校正，以减少误差。

（4）操作正规可提高实验技巧。

（二）偶然误差

偶然误差是由不确定原因引起，服从统计规律、具有抵偿性的误差。为了减少偶然误差，一般采取的措施是：

（1）平均取样：动植物新鲜组织可制成匀浆后取样；

（2）多次取样：进行多次平行测定，然后取算术平均值。

（三）过失误差

过失误差通常是测量时由于过失或测量条件突变而产生的误差，如读错刻度、溶液溅出、加错试剂等。在进行数据处理时应将此种数字除去不用。

三、有效数字

有效数字应是实际可能测定到的数字，包括"可靠数字"和最后一位"欠准数字"。记录数据时应选取有效数字的位数，取决于实验方法与所用仪器的精确程度。特别是现在随着电子计算机的普遍使用，学生往往不注意有效数字，随意记录所用仪器不可能达到的精确数字，因此很有必要强调有效数字的重要性。

例如，用分析天平称得某物为 1.1415g，该数值有 5 位有效数字；而用台秤称得该物为 1.14g，则该数值只有 3 位有效数字。

又如，读取某刻度吸管为 1.00mL，是 3 位有效数字；读取 0.54mL，是 2 位有效数字。

（一）有效数字的运算

1. 加减法：多个测量值相加减时，计算结果的有效数字应以各测量值最大欠准数字为准。例如，$12.62 + 1.644 + 0.2006 = 14.46$。

2. 乘除法：多个测量值相乘除时，计算结果的有效数字应与有效数字位最少的那个测量值相同。例如，$\dfrac{0.1644 \times 2.1}{0.212} = 1.6$。

还应指出，有效数字位数最少的那个数，首位是 8 或 9 时，而其结果的首位不是 8 或 9 时，应多保留一位。例如，$9.2 \times 0.421 = 3.87$。

若一个数值没有欠准数字，便可认为是无限有效。例如，将 7.12g 样品二等分，每份质量为：$\dfrac{7.12}{2} = 3.56$g。除数 2 不是测量所得，因此可认为是无限有效数字。

（二）有效数字的修约

按"四舍六入五成双"规则进行修约。

（三）有效数字运算步骤

1. 把各数修约到比最后结果的位数多一位。例如，$13.65 + 0.00823 + 1.633$，其中 13.65 小数点后只有两位，所以要把 0.00823 修约成 0.008，1.633 不变。又如，$0.0121 \times 26.64 \times 1.05782$，其中 0.0121 为 3 位有效数字，故把 1.05782 修约成 1.058，26.64 不变。

2. 进行加、减、乘、除运算。

3. 最后对计算结果进行修约。

四、数据处理

对实验中所得到的一系列数据，应进行适当的分析、整理，才能反映出被研究对象的数量关系。在生化实验中，通常采用列表法或作图法来表示实验结果，以使结果表达得清楚、明了。

（一）列表法

列表法是指将实验所得各数值用适当的表格列出，并表示出它们之间的关系。通常数据的名称和单位写在标题栏中，表内只填写数值，数值应正确反映测定的有效数字，必要时应计算出误差值。

（二）作图法

实验所得到的一系列数据之间的关系及其变化情况，可以用图线直观地表现出来。作图时通常先在坐标纸上确定坐标轴，标明轴的名称和单位，然后将各数值用"○"或"×"等符号标记在坐标纸上，再用直线或曲线把各点连接起来。图形必须是平滑的曲线或直线，可以不通过所有的点，但要求线两旁偏离的点分布较均匀。在画线时，个别偏离过大的点应当舍去，或多次重复实验校正之。采用作图法时至少有 5 个以上的点，否则便没有意义。

第三节 专业术语与规定

一、溶解度

溶解度是药品的一种物理性质。各品种项下选用的部分溶剂及其在该溶剂中的溶解性能，可供精制或制备溶液时参考。在特定溶剂中的溶解性能需作质量控制时，在该品种〔检查〕项下作具体规定。药品的近似溶解度以下列名词术语表示：

极易溶解　　　　系指溶质1g（mL）能在溶剂不到1mL中溶解；

易溶　　　　　　系指溶质1g（mL）能在溶剂1~不到10mL中溶解；

溶解　　　　　　系指溶质1g（mL）能在溶剂10~不到30mL中溶解；

略溶　　　　　　系指溶质1g（mL）能在溶剂30~不到100mL中溶解；

微溶　　　　　　系指溶质1g（mL）能在溶剂100~不到1000mL中溶解；

极微溶解　　　　系指溶质1g（mL）能在溶剂1000~不到10000mL中溶解；

几乎不溶或不溶　系指溶质1g（mL）在溶剂10000mL中不能完全溶解。

试验法：除另有规定外，称取研成细粉的供试品或量取液体供试品，置于25±2℃一定容量的溶剂中，每隔5min强力振摇30s；观察30min内的溶解情况，如无目视可见的溶质颗粒或液滴，即视为完全溶解。

二、〔贮藏〕项下的规定

系对药品贮藏与保管的基本要求，除矿物药应置干燥洁净处不作具体规定外，一般以下列名词术语表示：

遮光	系指用不透光的容器包装，例如棕色容器或黑色包装材料包裹的无色透明、半透明容器；
避光	系指避免日光直射；
密闭	系指将容器密闭，以防止尘土及异物进入；
密封	系指将容器密封，以防止风化、吸潮、挥发或异物进入；
熔封或严封	将容器熔封或用适宜的材料严封，以防止空气与水分的侵入并防止污染；
阴凉处	系指不超过20℃；
凉暗处	系指避光并不超过20℃；
冷处	系指2~10℃；
常温	系指10~30℃。

除另有规定外，〔贮藏〕项未规定贮存温度的一般系指常温。

三、《中国药典（2015 年版）》采用的计量单位

（1）法定计量单位名称和符号如下：

长度	米（m） 分米（dm） 厘米（cm） 毫米（mm） 微米（μm） 纳米（nm）
体积	升（L） 毫升（mL） 微升（μL）
质（重）量	千克（kg） 克（g） 毫克（mg） 微克（μg） 纳克（ng） 皮克（pg）
物质的量	摩尔（mol） 毫摩尔（mmol）
压力	兆帕（MPa） 千帕（kPa） 帕（Pa）
温度	摄氏度（℃）
动力黏度	帕秒（Pa·s） 毫帕秒（mPa·s）
运动黏度	平方米每秒（m^2/s） 平方毫米每秒（mm^2/s）
波数	厘米的倒数（cm^{-1}）

密度　　　　　　千克每立方米（kg/m³）　　克每立方厘米（g/cm³）

放射性活度　　　吉贝可（GBq）　　兆贝可（MBq）　　千贝可（kBq）

　　　　　　　　贝可（Bq）

（2）《中国药典（2015 年版）》使用的滴定液和试液的浓度，以 mol/L（摩尔/升）表示者，其浓度要求需精密标定的滴定液用"XXX 滴定液（YYYmol/L）"表示；作其他用途不需精密标定其浓度时，用"YYYmol/L XXX 溶液"表示，以示区别。

（3）温度描述，一般以下列名词术语表示：

水浴温度　　　　除另有规定外，均指 98～100℃；

热水　　　　　　系指 70～80℃；

微温或温水　　　系指 40～50℃；

室温（常温）　　系指 10～30℃；

冷水　　　　　　系指 2～10℃；

冰浴　　　　　　系指约 0℃；

放冷　　　　　　系指放冷至室温。

（4）符号"%"表示百分比，系指质量的比例。但溶液的百分比，除另有规定外，系指溶液 100mL 中含有溶质若干克；乙醇的百分比，系指在 20℃时容量的比例。此外，根据需要可采用下列符号：

%（g/g）　　　　表示溶液 100g 中含有溶质若干克；

%（mL/mL）　　 表示溶液 100mL 中含有溶质若干毫升；

%.（mL/g）　　　表示溶液 100g 中含有溶质若干毫升；

%（g/mL）　　　 表示溶液 100mL 中含有溶质若干克。

（5）缩写"ppm"表示百万分比，系指质量或体积的比例。

（6）缩写"ppb"表示十亿分比，系指质量或体积的比例。

（7）液体的滴，系指在 20℃时，以 1.0mL 水为 20 滴进行换算。

（8）溶液后记示的"（1→10）"等符号，系指固体溶质 1.0g 或液体溶质 1.0mL 加溶剂使成 10mL 的溶液；未指明用何种溶剂时，均系指水溶液；两种或两种以上液体的混合物，名称间用半字线"－"隔开，其后括号内所示的"："

符号，系指各液体混合时的体积（质量）比例。

（9）《中国药典（2015 年版）》所用药筛，选用国家标准的 R40/3 系列，分等如下：

筛号	筛孔内径（平均值）	目号
一号筛	2000μm ± 70μm	10 目
二号筛	850μm ± 29μm	24 目
三号筛	355μm ± 13μm	50 目
四号筛	250μm ± 9.9μm	65 目
五号筛	180μm ± 7.6μm	80 目
六号筛	150μm ± 6.6μm	100 目
七号筛	125μm ± 5.8μm	120 目
八号筛	90μm ± 4.6μm	150 目
九号筛	75μm ± 4.1μm	200 目

粉末的分等如下：

最粗粉　　指能全部通过一号筛，但混有能通过三号筛不超过20%的粉末；

粗粉　　　指能全部通过二号筛，但混有能通过四号筛不超过40%的粉末；

中粉　　　指能全部通过四号筛，但混有能通过五号筛不超过60%的粉末；

细粉　　　指能全部通过五号筛，并含能通过六号筛不少于95%的粉末；

最细粉　　指能全部通过六号筛，并含能通过七号筛不少于95%的粉末；

极细粉　　指能全部通过八号筛，并含能通过九号筛不少于95%的粉末。

（10）乙醇未指明浓度时，均系指95%（mL/mL）的乙醇。

四、《中国药典（2015 年版）》规定取样量的准确度和试验精密度

（1）试验中供试品与试药等"称重"或"量取"的量，均以阿拉伯数字表示，其精确度可根据数值的有效数位来确定。例如，称取"0.1g"，系指称取质量可为 0.06～0.14g；称取"2g"，系指称取质量可为 1.5～2.5g；称取"2.0g"，系

指称取质量可为 1.95 ~ 2.05g；称取 "2.00g"，系指称取重量可为 1.995 ~ 2.005g。

"精密称定" 系指称取质量应准确至所需质量的千分之一。"称定" 系指称取质量应准确至所需质量的百分之一。"精密量取" 系指量取体积的准确度应符合国家标准中对该体积移液管的精确度要求。"量取" 系指可用量筒或按照量取体积的有效数位选用量具。取用量为 "约" 若干时，系指取用量不得超过规定量的 ±10%。

（2）恒重，除另有规定外，系指供试品连续两次干燥或炽灼后的质量差异在 0.3mg 以下的质量。干燥至恒重的第二次及以后各次称重均应在规定条件下继续干燥 1h 后进行。炽灼至恒重的第二次称重应在继续炽灼 30min 后进行。

（3）试验中规定 "按干燥品（或无水物，或无溶剂）计算" 时，除另有规定外，应取未经干燥（未去水或未去溶剂）的供试品进行试验，并将计算中的取用量按【检查】项下测得的干燥失重（水分或溶剂）扣除。

（4）试验中的 "空白试验"，系指在不加供试品或以等量溶剂替代供试液的情况下，按同法操作所得的结果。【含量测定】中的 "并将滴定的结果用空白试验校正"，系指按供试品所耗滴定液的量（mL）与空白试验中所耗滴定液量（mL）之差进行计算。

（5）试验时的温度，未注明者，系指在室温下进行；温度高低对试验结果有显著影响者，除另有规定外，应以 25 ± 2℃ 为准。

第二章　基础实训

药物分析是药学专业的专业课，它要求学生在实验过程中用所学的知识进行规范化的操作，从而得出正确的结果，这种规范化的操作依据便是现行《中国药典（2015 年版）》。学习和掌握化学实验基本操作技能，是正确进行一切科学实验的基础，没有严格的基本操作技能训练和良好的实验素养，就无法进行一切科学实验。实验的基本操作技能在有机化学、分析化学、无机化学等基础性实验科目中都有介绍，为此，本章将实训重点安排在《中国药典（2015 年版）》查阅及在药物分析实验中关键的基础操作技能训练，使学生的操作进一步规范化、标准化。

实训一 《中国药典（2015 年版）》的查阅

【技能目标】

1. 掌握《中国药典（2015 年版）》的使用方法。

2. 正确理解质量标准。

3. 正确选择仪器，选择试液的正确配制方法。

【知识目标】

1. 掌握《中国药典（2015 年版）》的结构和主要内容。

2. 掌握质量标准的主要内容及技术指标要求。

【实训内容】

（一）实验原理

药典是一个国家记载药品标准的法典，由国家卫生部门主持编撰、政府颁布实施，和其他法令一样具有约束力。中国药典的内容一般分为凡例、正文、通则、索引四部分。凡例是解释和使用药典正确进行质量检查的基本原则，并且把与正文品种、附录及质量检查有关的共性问题加以规定，避免在全书中重复说明。中华人民共和国成立后，中国药典已颁布过 1953 年版、1963 年版、1977 年版、1985 年版、1990 年版、1995 年版、2000 年版、2005 年版、2010 年版、2015 年版、2020 年版共 11 个版本。我国现行版本是 2015 年版。在本书撰写过程中,《中国药典(2020 年版)》于 2020 年 7 月 3 日发布,自 2020 年 12 月 3 日起实施。相关修订不涉及本书实训内容,因此,作者仍以《中国药典(2015 年版)》为例进行教学。

(二)实验器材

《中国药典(2015 年版)》纸质版、电子版或在线查阅。

(三)查阅药典

记录查阅结果并写出所在页数和检测项目。具体如下:

序号	查阅项目	所在药典页数	查阅结果
1	九里香鉴别	部　　页	
2	广藿香油检查	部　　页	
3	一清颗粒含量测定	部　　页	
4	二氟尼柳性状	部　　页	
5	木糖醇含量测定	部　　页	
6	葡萄糖注射液检查	部　　页	
7	阿司匹林原料药的质量标准	部　　页	
8	〔贮藏〕项下"密闭"的规定	部　　页	
9	盐酸标准溶液的配制及标定	部　　页	
10	质量差异检查法	部　　页	

(四)实例分析

马来酸依那普利载于《中国药典(2015 年版)》二部正文品种第一部分第 159 页,其质量标准如下:

马来酸依那普利

Malaisuan Yinapuli

Enalapril Maleate

C$_{20}$H$_{28}$N$_2$O$_5$ · C$_4$H$_4$O$_4$　　492.52

本品为 N －［（S）－1－乙氧羰基－3－苯丙基］－L－丙氨酰－L－脯氨酸顺丁烯二酸盐。按干燥品计算，含 C$_{20}$H$_{28}$N$_2$O$_5$ · C$_4$H$_4$O$_4$ 不得少于98.5%。

【性状】本品为白色或类白色结晶性粉末；无臭，微有引湿性。

本品在甲醇中易溶，在水中略溶，在乙醇或丙酮中微溶，在三氯甲烷中几乎不溶。

比旋度　取本品，精密称定，加甲醇溶解并定量稀释制成每 1mL 中约含 50mg 的溶液，依法测定（通则0621），比旋度为 −41.0°至 −43.5°。

【鉴别】（1）取本品约 20mg，加稀硫酸 1mL，滴加高锰酸钾试液，红色即消失。

（2）本品的红外光吸收图谱应与对照的图谱（光谱集 587 图）一致。

【检查】酸度　取本品 0.1g，加水 10mL 使溶解，依法测定（通则0631），pH 应为 2.0～2.8。

有关物质　取本品，加流动相溶解并稀释制成每 1mL 中约含 2mg 的溶液，作为供试品溶液；精密量取适量，用流动相定量稀释制成每 1mL 中约含 20μg 的溶液，作为对照溶液；取马来酸适量，加流动相溶解并稀释制成每 1mL 中约含 0.5mg 的溶液；另分别取依那普利拉（杂质Ⅰ）对照品、马来酸依那普利对照品和依那普利双酮（杂质Ⅱ）对照品适量，加流动相溶解并稀释制成每 1mL 中各约含 20μg 的混合溶液。依照高效液相色谱法（通则0512）试验，用辛烷基硅烷键合硅胶为填充剂，以磷酸盐缓冲溶液（0.01mol/L 磷酸二氢钾溶液，用磷酸调 pH 为 2.2）－乙腈（75∶25）为流动相；检测波长为 215nm；柱温为 50℃。取马来酸溶液和混合溶液各 20μL，分别注入液相色谱仪，记录色谱图，出峰顺序为：

马来酸峰、杂质 I 峰、依那普利峰和杂质 II 峰，依那普利峰拖尾因子应小于 2.0，马来酸峰与杂质 I 峰的分离度应符合要求，杂质 I 峰、依那普利峰与杂质 II 峰之间的分离度应大于 4.0。精密量取供试品溶液和对照溶液各 20μL，分别注入液相色谱仪，记录色谱图至杂质 II 出峰完毕，供试品溶液色谱图中如有杂质峰，单个杂质峰面积不得大于对照溶液中依那普利峰面积的 0.3 倍（0.3%），各杂质峰面积的和不得大于对照溶液中依那普利峰面积（1.0%）。

残留溶剂 取本品约 0.3g，精密称定，置顶空瓶中，精密加入内标溶液（称取正丙醇适量，加 N，N - 二甲基甲酰胺制成每 1mL 中约含 100μg 的溶液）3mL 使溶解，密封，作为供试品溶液；另取乙醇、乙腈和二氯甲烷各适量，精密称定，用内标溶液定量稀释制成每 1mL 中约含乙醇 500μg、乙腈 41μg、二氯甲烷 60μg 的混合溶液，精密量取 3mL，置顶空瓶中，密封，作为对照品溶液。依照残留溶剂测定法（通则 0861 第二法）试验，以 6% 氰丙基苯基 - 94% 二甲基聚硅氧烷（或极性相近）为固定液；起始温度为 35℃，维持 7min，以每分钟 20℃ 的速率升温至 200℃，维持 5min；进样口温度为 220℃，检测器温度为 220℃；顶空瓶平衡温度为 80℃，平衡时间为 20min。取对照品溶液顶空进样，各成分峰间的分离度应符合要求。再取供试品溶液与对照品溶液顶空进样，记录色谱图。按内标法以峰面积计算，乙醇、乙腈与二氯甲烷的残留量均应符合规定。

干燥失重 取本品，在 60℃ 减压干燥至恒重，减失重量不得过 0.5%（通则 0831）。

炽灼残渣 取本品 1.0g，依法检查（通则 0841），遗留残渣不得过 0.1%。

重金属 取炽灼残渣项下遗留的残渣，依法检查（通则 0821 第二法），含重金属不得过百万分之十。

【含量测定】 取本品约 0.4g，精密称定，加冰醋酸 15mL 与无水二氧六环（取二氧六环 500mL，加入经干燥的 4A 分子筛 10g，放置过夜，即得）5mL，微温使溶解，加结晶紫指示液 1 滴，用高氯酸滴定液（0.1mol/L）滴定至溶液显纯蓝色，并将滴定的结果用空白试验校正。每 1mL 高氯酸滴定液（0.1mol/L）相当于 49.25mg 的 $C_{20}H_{28}N_2O_5 \cdot C_4H_4O_4$。

【类别】 血管紧张素转移酶抑制药。

【贮藏】遮光，密封保存。

【制剂】（1）马来酸依那普利片 （2）马来酸依那普利胶囊

$C_{18}H_{24}N_2O_5$ 348.39

杂质Ⅰ（依那普利拉）

$C_{20}H_{26}N_2O_4$ 358.43

杂质Ⅱ（依那普利双酮）

（五）结合质量标准的要求回答下列问题

1. 什么是精密称定？

2. 高锰酸钾试液如何配制，在哪里查阅？

3. 高氯酸滴定液（0.1mol/L）如何配制，是否需要标定？

4. 遮光、密封保存是什么条件？

实训二　容量玻璃器皿的校准

【技能目标】

1. 掌握容量玻璃仪器绝对校准方法及操作技能。
2. 掌握校准后溶液体积计算。

【知识目标】

1. 了解容量玻璃器皿校准的意义。
2. 掌握容量玻璃器皿绝对校准方法的原理。

【实训内容】

（一）实验原理

定量分析中要用到各种容量玻璃器皿，如滴定管、移液管和容量瓶。它们的容积在生产过程中已经检定，其所刻容积有一定的精确度，可满足一般分析的要求。但也常有质量不合格的产品流入市场，如果不预先进行校准，就可能给实验结果带来误差。因此，在滴定分析中，特别是在准确度要求较高的分析工作中，必须对容量玻璃器皿的容积进行校准。

校准的方法有称量法和相对校准法。

称量法的原理是，称量一定温度下校准容器中容纳或放出纯水的质量，根据该温度下纯水的密度即可计算出被校准容器的实际容积。

测量液体体积的基本单位是毫升（mL）。1mL 是指在真空中 1g 纯水在最大密度时（3.98℃）所占的体积。换句话说，在 3.98℃ 和真空中称量所得的水的克数，在数值上等于它的体积毫升数。

由于玻璃的热胀冷缩，所以在不同温度下，玻璃容器的容积也不同。因此，规定使用玻璃容器的标准温度为 20℃。各种容器上标出的刻度和容积，称为在标准温度 20℃ 时容器的标准容积。但是，在实际校准工作中，容器中水的质量是在室温下和空气中称量的。因此必须考虑如下三个方面的影响：

（1）由于空气浮力使质量改变的校准；

（2）由于水的密度随温度而改变的校准；

（3）由于玻璃容器本身容积随温度而改变的校准。

综合上述影响，可得出在 20℃ 容积为 1mL 的玻璃容器，在不同温度时所盛水的质量如下表所示。据此可用以下公式计算容器的校准值。

$$V_{20} = \frac{m_t}{d_t}$$

式中：V_{20} 为在 20℃ 时容器的真实容积；

m_t 为在空气中 t℃ 时水的质量；

d_t 为 t℃ 时在空气中用黄铜砝码称量 1mL 水（在玻璃容器中）的质量。

如某支 25mL 移液管在 25℃ 放出的纯水质量为 24.921g，则该移液管在 20℃ 的实际容积为：

$$V_{20} = \frac{24.921}{0.99617} = 25.02 \ （mL）$$

即这支移液管的校准值为 25.02 - 25.00 = +0.02 （mL）

不同温度下 1mL 纯水在空气中的质量（用黄铜砝码称量）

温度（℃）	d_t（g/mL）	温度（℃）	d_t（g/mL）	温度（℃）	d_t（g/mL）
10	0.99839	14	0.99804	18	0.99751
11	0.99833	15	0.99792	19	0.99734
12	0.99824	16	0.99778	20	0.99718
13	0.99815	17	0.99764	21	0.99700

续表

温度（℃）	d_t（g/mL）	温度（℃）	d_t（g/mL）	温度（℃）	d_t（g/mL）
22	0.99680	27	0.99569	32	0.99434
23	0.99660	28	0.99544	33	0.99406
24	0.99638	29	0.99518	34	0.99375
25	0.99617	30	0.99491	35	0.99345
26	0.99593	31	0.99464		

校准不当和使用不当都是产生误差的主要原因，校准时必须仔细、正确地进行操作，使校准误差减至最小。凡要使用校准值的，其校准次数不得少于 2 次。两次校准数据的偏差应不超过该容器容积所允许偏差的 1/4，以平均值为校准结果。

在某些情况下，人们只要求两种容器之间有一定的比例关系，而无须知道它们的准确容积，这时可用容积相对校准法。经常配套使用的移液管和容量瓶，采用相对校准法更为重要。例如，用 25mL 移液管移取蒸馏水至干净且倒立晾干的 100mL 容量瓶中，到第 4 次后，观察瓶颈处水的弯月面下缘是否刚好与刻线上缘相切。若不相切，应重新作一记号为标线，以后此移液管和容量瓶配套使用时就用该校准的标线。

如要更全面、详细地了解容量玻璃器皿的校准，可参考《常用玻璃量器检定规程》（JJG 196 - 90）。

（二）实验方法

1. 容量瓶的校准

将待校准的容量瓶洗净干燥，取烧杯盛放一定量蒸馏水，将容量瓶及蒸馏水同时放于天平室中 20min，使温度与天平室的温度一致，记下蒸馏水的温度。将空的容量瓶连同瓶塞一起称定质量。加蒸馏水至刻度，注意刻度之上及瓶外不可留有水珠，否则应用干燥滤纸擦干，盖上瓶塞，称定质量，减去空瓶质量即得容量瓶中水的质量。从表 2 - 1 查出 d_t，按公式算出容量瓶的真实容积。

如容量瓶无刻度或与原刻度不符，应刻上刻度或校准原来的刻度。方法是用纸条沿容量瓶中水的凹面成切线贴成一圆圈，然后倒去水，在纸圈上涂上石蜡，再沿纸圈在石蜡上刻一圆圈，沿圆圈涂上氢氟酸，使氢氟酸与玻璃接触。2min后，洗去过量的氢氟酸并除去石蜡，即可见容量瓶上的新刻度（利用氢氟酸能够腐蚀玻璃的原理）。

根据国家规定，不同容积容量瓶允许的误差范围如下：

容积（mL）	250	100	50	25	10	5	2
允许误差（mL）	±0.15	±0.10	±0.050	±0.030	±0.020	±0.020	±0.015

2. 移液管的校准

（1）取一洁净且外壁干燥的锥形瓶，称定质量，称准至1mg。

（2）取内壁已洗净的待校准的移液管，按照移液管的使用方法，吸取蒸馏水至刻度，将蒸馏水放入上述锥形瓶中，称定质量，记下水温。

（3）由移液管转移到锥形瓶中的水的质量，从表2-1中查出d_t，按公式算出移液管的真实容积。

（4）刻度吸管（吸管量）的校准方法，可按滴定管的校准法进行。

根据国家的规定，不同容积移液管允许的误差范围如下：

容积（mL）	100	50	25	20	10	5	2
允许误差（mL）	±0.080	±0.050	±0.030	±0.030	±0.020	±0.015	±0.010

3. 滴定管的校准

（1）取一洁净且外壁干燥的锥形瓶，称定质量，称准至1mg。

（2）将已洗净、待校准的滴定管装入蒸馏水并将液面调节至0.00刻度处，记下水温，从滴定管放5.00mL水至锥形瓶中（根据滴定管大小及管径均匀情况，每次可放5.00mL或10.00mL）。

（3）称定"瓶+水"的质量，两次质量之差即为放出水的质量。根据放出水的质量，从表2-1查出d_t，即可算出滴定管0.00~5.00mL刻度的真实容积。

（4）按上述方法继续校准各段0.00~10.00mL、0.00~15.00mL、0.00~20.00mL……的真实容积，注意每次都从滴定管0.00mL标线开始。

（5）重复校准 1 次。两次校准所得同一刻度的容积相差不应大于 0.01mL，算出各容积处的校准值（两次平均值）。以读数值为横坐标，校准值为纵坐标作校准曲线，以备滴定时查取。

（6）校准时必须控制滴定管的流速，使每秒钟流出 3~4 滴，读数必须准确。根据国家规定，滴定管误差：50mL 为 ±0.05mL，25mL 为 ±0.04mL。滴定管的零至任意分量的误差均应符合规定。

（三）注意事项

1. 校准容量玻璃器皿所用蒸馏水应预先放在天平室，使其与天平室的温度达到平衡。

2. 待校准的仪器，应仔细洗涤至内壁完全不挂水珠。

3. 容量瓶校准时，注意刻度上方的瓶内壁不得挂水珠；校准时所用锥形瓶，必须干净，瓶外须干燥。

4. 一般每个仪器应校准两次，即做平行试验两次。

5. 在分析天平上称量盛水锥形瓶时，应暂时将天平箱内的干燥剂硅胶取出，实验完成后再把硅胶放回天平箱内。

（四）思考题

1. 为什么要进行容量玻璃器皿的校准？

2. 在开始放水前，若滴定管和移液管尖端或外壁挂有水珠，该怎么办？

3. 称量时应将天平箱内干燥剂取出，为什么？

4. 校准容量瓶、移液管、滴定管时，这些玻璃仪器是否均需预先干燥？为什么？

实训三　电子天平的使用和称量练习

【技能目标】

学会正确使用差减称量法称量一定质量的样品。

【知识目标】

熟悉电子天平的结构，掌握差减称量法的操作及注意事项。

【实训内容】

（一）电子天平操作方法

1. 调水平。调整地脚螺旋高度，使水平仪内空气泡位于圆环中央。无论哪一种天平，在开始称量前，都必须使天平处于水平状态才可以进行称量。调整水平的方法基本相同。

2. 接通电源、预热（0.5h）。

3. 按开关键（ON/OFF 键），直至全屏自检。

4. 校准。

5. 按校正键（CAL 键），天平将显示所需校正砝码质量（如 100g）。放上 100g 标准砝码，直至显示 100.0g，校正完毕，取下标准砝码。

6. 零点显示（0.0000g）稳定后即可进行称量。

7. 称量。

使用除皮键 TARE，可消去不必记录的数字如承载瓶的质量等。根据实验要求，选用一定的称量方法进行称量。

8. 关机。

称量完毕，记下数据后将物品取出，天平自动回零。天平应一直保持通电状态（24h），不使用时将开关键关至待机状态，使天平保持保温状态，可延长天平使用寿命。

（二）称量方法

使用分析天平进行称量的方法有：直接称量法、加重称量法、减重法或递减法三种。下面分别进行介绍。

1. 直接称量法

欲知道某一未知质量物体的质量，可将此物体直接放在天平上进行称量，从而获得该物体准确质量的方法，称为直接称量法。

2. 加重称量法

在分析实验中，有时要求称取某特定质量的试样或基准物，而这些试剂是吸湿性不大的粉末状物质，可以采用此称量法称取。

基本操作方法：使用一干燥的器皿（小烧杯、表面皿）或一张称量纸（将其叠成小铲状）放在天平盘上并称取其质量，然后用药勺先加入比所需质量略少的试样，按不同型号的天平操作，直至加入的试样质量与所指定的质量数值相等。

3. 减重法或递减法

基本操作方法：将适量试样装入称量瓶中，用纸条缠住称量瓶放于天平托盘上，称得称量瓶及试样质量为 W_1；然后用纸条缠住称量瓶，从天平盘上取出，举放于容器上方，瓶口向上稍倾，用纸捏住称量瓶盖，轻敲瓶口上部，使试样慢慢落入容器中，当倾出的试样已接近所需要的质量时，慢慢地将称量瓶竖起，再用称量瓶盖轻敲瓶口下部，使瓶口的试样集中到一起，盖好瓶盖，放回到天平盘上称量，得 W_2，两次称量之差就是试样的质量。同样的操作，可以连续称取第二、第三、第四份试样。因此，当需称取多份在一定质量范围的试样而且试样又较易吸湿、易氧化或挥发时，即可采用此称量法——递减法进行称量。

（三）原始数据记录

项目	测定次数	
	I （g）	II （g）
称量瓶质量（A）		
称量瓶＋样品质量（B）		
称量瓶中样品的质量（$D = B - A$）		
倾出样品的质量（$W = W_1 - W_2$）		
操作结果检验（$W - D$）		

（四）思考题

称量过程取放物体或加减砝码时，应如何操作？在什么时候必须关闭天平门？在称量实验中，应注意哪些事项？

第三章　物理常数测定

药物的物理常数是其固有的物理特性，其测定结果对药品具有鉴别意义，同时也可反映药品的纯度。药品质量标准"性状"项下收载的物理常数包括：熔点、相对密度、比旋度、折光率、黏度、吸光系数、凝点、馏程、碘值、皂化值和酸值等。《中国药典（2015 年版）》收载的熔点、旋光度、折光率、pH 的测定方法。

实训四 葡萄糖注射液 pH 的测定

【技能目标】

掌握 pH 测定仪的结构及操作规程。

【知识目标】

了解 pH 测定原理及意义。

【实训内容】

（一）仪器及试剂

1. 仪器：PHS – 3C 酸度计、复合 pH 玻璃电极。

2. 试剂：邻苯二甲酸氢钾标准缓冲溶液（pH = 4.00）；磷酸二氢钾和磷酸氢二钠标准缓冲溶液（pH = 6.86）；硼砂标准缓冲溶液（pH = 9.18）；葡萄糖注射液。

（二）操作步骤

1. 标准缓冲溶液的配制

将相应标准缓冲溶液试剂包中的试剂用蒸馏水溶解，转入试剂包规定的容量瓶中定容，贴好标签备用。

2. 酸度计的标定（按照操作说明书操作）

（1）选择温度测定；调节温度补偿，达到溶液温度值；

（2）选择 pH 校正；

（3）分别进行 1 点、2 点、3 点校正（以下以 2 点校正为例，适用酸性溶液）；

（4）把用蒸馏水清洗过的电极插入 pH = 6.86 标准缓冲溶液中；

（5）调节定位，使仪器显示读数与该缓冲溶液当时温度下的 pH 相一致；

（6）用蒸馏水清洗电极，用滤纸吸干，再插入 pH = 4.00 的标准缓冲溶液中，调节使仪器显示读数与该缓冲液当时温度下的 pH 一致，仪器完成标定。用任意标准溶液验证，如有误差再重复步骤（4）~（6）。

3. 溶液 pH 的测定

取本品或本品适量，用水稀释制成含葡萄糖为 5% 的溶液，每 100mL 加饱和氯化钾溶液 0.3mL，依法检查（通则 0631），pH 应为 3.2 ~ 6.5。

（三）注意事项

（1）测定前，按各品种项下的规定，选择两种 pH 约相差 3 个 pH 单位的标准缓冲液，并使供试品溶液的 pH 处于两者之间。

（2）取与供试品溶液 pH 较接近的第一种标准缓冲液对仪器进行校正（定位），使仪器示值与表列数值一致。

（3）仪器定位后，再用第二种标准缓冲液核对仪器示值，误差应不大于 ±0.02pH 单位。若大于此偏差，则应小心调节斜率，使示值与第二种标准缓冲液的表列数值相符。重复上述定位与斜率调节操作，至仪器示值与标准缓冲液的规定数值相差不大于 0.02pH 单位。否则，需检查仪器或更换电极后，再行校正至符合要求。

（4）每次更换标准缓冲液或供试品溶液前，应用纯化水充分洗涤电极，然后将水吸尽，也可用所换的标准缓冲液或供试品溶液洗涤。

（5）在测定高 pH 的供试品和标准缓冲液时，应注意碱误差的问题，必要时选用适当的玻璃电极测定。

（6）对弱缓冲液或无缓冲作用溶液的 pH 测定，除另有规定外，先用苯二甲酸盐标准缓冲液校正仪器后测定供试品溶液，并重取供试品溶液再测，直至 pH 的读数在 1min 内改变不超过 ±0.05 止；然后再用硼砂标准缓冲液校正仪器，再如上法测定；两次 pH 的读数相差应不超过 0.1，取两次读数的平均值为其 pH。

（7）配制标准缓冲液与溶解供试品的水，应是新沸过并放冷的纯化水，其 pH 应为 5.5 ~ 7.0。

（8）标准缓冲液一般可保存 2 ~ 3 个月，但发现有混浊、发霉或沉淀等现象时，不能继续使用。

（四）思考题

pH 测定仪为什么要用标准缓冲溶液校正？

实训五　维生素 C 原料药比旋度的测定

【技能目标】

1. 正确使用自动旋光仪测定药物的比旋度。
2. 熟悉自动旋光仪的工作环境及仪器维护。

【知识目标】

1. 掌握药物旋光度的测定方法、原理及比旋度的计算方法。
2. 了解自动旋光仪的基本构造和工作原理。

【实训内容】

（一）实验原理

药物分子结构具有不对称因素时，该药物就具有旋光性，具有光学异构体。每一种光学异构体的旋光性不相同，它们的药理作用也有差异。在旋光性物质的光学异构体中，生物活性较强的往往只是其中的一种，这种生物活性较强的光学异构体作为药物的有效成分用于临床，而其他光学异构体则被视为杂质。因此，旋光度的测定是对旋光性药物进行定性鉴别、杂质检查和含量测定的重要方法。

维生素 C 的分子结构中有 2 个手性碳原子，所以具有旋光性，其中 L - (+) - 维生素 C 活性最强，其比旋度为 + 20.5°至 + 21.5°。可以通过测其旋光度进行定性鉴别及含量测定。

（二）仪器与试药

SGW-2自动旋光仪、容量瓶（100mL）、烧杯（100mL）、维生素C原料药

（三）操作方法

1. 供试液的配制

取本品，精密称定，加水溶解并定量稀释制成每1mL中约含0.10g的溶液，依法测定（通则0621），比旋度为+20.5°至+21.5°。

2. 旋光度的测定

（1）检查样品室内应无异物；

（2）将电源插头插入220V交流电源插座上，并接好地线，先开启电源开关，然后打开光源，经15min钠光灯稳定后测定。

（3）取出试样管，用蒸馏水荡洗3次，然后装入蒸馏水至管颈上方，注意试样管内不得有气泡。按下测量键，观察旋光度读数是否为零，否则按下清零键清零。

（4）倒出空白溶液，注入供试液少量，冲洗数次后装满溶液，按上述所述方法测出读数，按复测键测定3次，取3次平均值作为供试品的旋光度。

3. 计算比旋度

根据实验测得的旋光度计算维生素C的比旋度，并与《中国药典（2015年版）》规定的维生素C比旋度比较。

$$[\alpha]_t^D = (100 \times \alpha)/(L \times C)$$

式中：$[\alpha]$ 为比旋度；

D 为钠光谱的D线；

t 为测定时的温度；

L 为测定管长度，dm；

α 为测得的旋光度；

C 为每100mL溶液中含有被测物质的质量，g（按干燥品或无水物计算）。

（四）注意事项

1. 每次测定前应以溶剂作空白校正，测定后，再校正 1 次，以确定在测定时零点有无变动；如第 2 次校正时发现零点有变动，则应重新测定旋光度。

配制溶液及测定时，均应调节温度至 20 ± 0.5℃（或各药品项下规定的温度）。

2. 供试的液体或固体物质的溶液应不显混浊或含有混悬的小粒。如有上述情形时，应预先滤过，并弃去初滤液。

3. 测定结束后须将测定管洗净晾干，不许将盛有供试品的测试管长时间置于仪器样品室内；仪器不使用时，样品室可放硅胶吸潮。

实训六 水杨酸熔点的测定

【技能目标】

1. 掌握全自动熔点仪的结构及操作规程。
2. 熟练使用毛细管法测定药物熔点。

【知识目标】

1. 掌握药物熔点测定的原理。
2. 了解药物熔点是判断药物纯度的手段之一。

【实训内容】

（一）实验原理

药物的熔点是指药物由固态变为液态的温度，在有机化学、药物化学领域中，熔点测定是辨别药物本性的基本手段，也是检查药物纯度的重要手段。严格地说，所谓熔点指的是在大气压力下化合物的固－液两相达到平衡时的温度。通常纯的有机化合物或原料药物都具有确定的熔点，而且从固体初熔到全熔的温度范围（称熔程或熔距）很窄，一般不超过 $0.5 \sim 1℃$。但是，如果样品中还有杂质，就会导致熔点下降、熔程变宽。因此，通过测定熔点，观察熔距，可以很方便地鉴别未知物，并判断其纯度。显然，这一性质可用来鉴别两种具有相近或相同熔点的化合物究竟是否为同一化合物，也可以鉴别药物的纯度，是鉴别药物纯度的简便方法之一。

（二）仪器及试剂

MP470 熔点仪、毛细管、研钵、长玻璃管

（三）操作步骤

1. 仪器预热

机器开机后设置温度 300℃预热半小时，以赶走样品室中的湿气。

2. 仪器校正

按仪器说明书操作。

3. 药品装填

取供试品适量研成细粉 105℃干燥，分取干燥后供试品适量，置熔点测定用毛细管中，轻击管壁或借助长短适宜的洁净玻璃管，垂直放在表面皿或其他适宜的硬质物体上，将毛细管自上口放入使自由落下，反复数次，使粉末紧密集结在毛细管的熔封端。装入供试品的高度为 3mm。

4. 仪器参数设定及测定

5. 样品名称：水杨酸

起始温度：155℃

升温速度：1℃/min

终止温度：162℃。

装填好的样品放入仪器进行测定。

《中国药典（2015 年版）》规定：本品的熔点（通则 0612）为 158～161℃。

（四）思考题

1. 是否可以使用第一次测熔点时已经熔化了的有机化合物再作第二次测定呢？为什么？

2. 如果样品管中样品没有压实对测定结果有何影响？

实训七　吸收曲线的测绘及吸收系数的测定

【技能目标】

1. 正确使用紫外分光光度计测定药物的吸收曲线及吸收系数。
2. 熟悉紫外 – 可见分光光度计的工作环境及仪器校正维护。

【知识目标】

1. 掌握药物吸收系数的测定方法、原理及系数的计算方法。
2. 了解紫外 – 可见分光光度计的基本构造和工作原理。

【实训内容】

（一）实验原理

若溶剂固定不变，化合物吸收曲线所出现的 λ_{max}、λ_{min} 或 $\lambda_{(S)}$ 为一定值，且它们的数目也一定，从而为鉴别化合物提供了有力的证据。百分吸收系数是指当溶液浓度为 1%，液层厚度为 1cm 时，指定波长的吸光度。

（二）仪器和试剂

756 型紫外 – 可见分光光度计、石英比色皿（一对）、100mL 烧杯 1 个、擦镜纸、95% 乙醇（A. R）、甲硝唑原料药

（三）操作步骤

1. 吸收曲线的测绘

取本品，精密称定，加盐酸溶液（9→1000）溶解并定量稀释制成每 1mL 中约含 13μg 的溶液，进行光谱扫描，得到吸收曲线图，判断最大吸收波长。

2. 吸收系数的测定

上述溶液，依照紫外－可见分光光度法（通则 0401），在 277nm 的波长处测定吸光度，吸收系数为 365～389。

（四）思考题

1. 如何对紫外－可见分光光度法进行波长校正？

2. 如何对比色皿进行配对检查？

第四章　药物的鉴别

依据《中国药典（2015 年版）》进行的药物分析主要有三大项：鉴别、检查和含量测定。药物的鉴别试验（identification test）是用于鉴别药物的真伪，在药物分析中属首项工作。只有证实被分析的药物是真的，才有必要接着进行检查、含量测定。药典所收载的药物项下的鉴别试验方法，仅适用于贮藏在有标签容器中的药物，用以证实是否为其所标示的药物。它与分析化学中的定性鉴别有所区别。这些试验方法不能赖以鉴别未知物。

实训八　几种药物的化学鉴别

【技能目标】

掌握药物的常用化学鉴别方法及操作技能。

【知识目标】

掌握药物鉴别试验的基本原理与药物结构及理化性质之间的关系。

【实训内容】

（一）仪器与试药

氯化钡、盐酸、三氯化铁、对氨基水杨酸钠、注射用硫酸链霉素、盐酸普鲁卡因、维生素 B1、奋乃静、氢氧化钠、红色石蕊试纸、铁氰化钾

（二）操作方法

1. 利用颜色反应

对氨基水杨酸钠的鉴别：取本品约 10mg，加水 10mL 溶解后，加稀盐酸 2 滴使成酸性，加三氯化铁试液 1 滴，应显紫红色。

2. 利用生成沉淀

注射用硫酸链霉素的鉴别：本品的水溶液显硫酸盐的鉴别反应。取本品水溶液，滴加氯化钡试液，即生成硫酸钡白色沉淀；分离，沉淀在盐酸或硝酸中均不

溶解。

3. 利用生成气体

盐酸普鲁卡因鉴别：取本品约 0.1g，加水 2mL 溶解后，加 10% 氢氧化钠溶液 1mL，即生成白色沉淀；加热，变为油状物；继续加热，发生的蒸气能使湿润的红色石蕊试纸变为蓝色。

4. 利用生成荧光反应

维生素 B1 鉴别：取相当于 5mg 维生素 B1 的本品细粉适量，加水搅拌，滤过，滤液蒸干后，加氢氧化钠试液 2.5mL 溶解，再加铁氰化钾试液 0.5mL 与正丁醇 5mL，强力振摇 2min，放置使分层，上面的醇层显强烈的蓝色荧光。加酸使成酸性，荧光即消失；再加碱使成碱性，荧光又重现。

5. 利用焰色反应

奋乃静鉴别（JP16）：取 1.5～5cm 的铜网，将一段铜线的一部分缠绕于铜网上，在无色火焰中剧烈加热铜网，直至火焰不再显示绿色或蓝色，冷却。重复此操作数次，使铜网表面完全被氧化铜覆盖。除另有规定外，置约 1mg 供试品于铜网上，点火燃烧。重复操作三次之后，在无色火焰中检视铜网。

（三）思考题

1. 药物鉴别试验的目的和特点分别是什么？
2. 影响化学鉴别反应的因素主要有哪些？

实训九　布洛芬原料药紫外－可见光谱鉴别

　　不同的有机药物由于含有能吸收不同紫外光的基团而显示特征紫外吸收光谱，因此，紫外吸收光谱可作为鉴别的依据。紫外（UV）鉴别法简便，但 UV 光谱的波长范围较窄，光谱简单、平坦，曲线形状变化不大，尤其是有机分子的吸收波长和强度主要取决于分子中的发色团、助色团及其共轭情况，与精细结构无关。因此，结构完全相同的化合物应有完全相同的吸收光谱，而吸收光谱完全相同的化合物却不一定是同一种化合物。UV 鉴别法的专属性远不如红外（IR）鉴别法，不能单独使用，应与其他方法配合，才能对药物的真伪作出鉴别。常用的 UV 鉴别法步骤为：

　　（1）测定 λ_{max} 或/和 λ_{min}；

　　（2）规定一定浓度供试液在 λ_{max} 处的吸收度；

　　（3）规定吸收波长和吸收系数法；

　　（4）规定吸收波长和吸收度比值法；

　　（5）经化学处理后，测定产物的 UV 特性。

【技能目标】

　　1. 掌握紫外－可见分光光度计的使用方法及注意事项。

　　2. 合理选择试药与配制试液，能按照药品质量标准及标准操作规范要求完成检验操作。

【知识目标】

　　了解紫外－可见分光光度法进行药物鉴别的原理。

【实训内容】

$$\underset{CH_3}{\overset{CH_3}{>}}CHCH_2 \underset{}{\overset{}{\bigcirc}} CH-COOH$$
$$\underset{CH_3}{|} \quad 布洛芬（C_{13}H_{18}O_2）$$

（一）实验原理

布洛芬分子中有苯环共轭结构，在紫外光区具有特征吸收峰，可以用紫外 – 可见分光光度法进行鉴别。本方法应用范围广，使用频率高。同时，紫外 – 可见分光光度计的普及率高，操作比较简便，在药物检验工作中易于为人们所接受。

本试验对比最大、最小吸收波长的一致性。按药品质量标准，将供试品用规定的溶剂配成一定浓度的供度液，按紫外 – 可见分光光度法，测定最大吸收波长和最小吸收波长，然后与药物质量标准中规定的波长对比。如果在规定范围内，表示该项检验符合规定。

（二）仪器与试药

756 型 PC 系列紫外 – 可见分光光度计、布洛芬原料药、氢氧化钠

（三）操作方法

1. 供试液的制备

取布洛芬 0.246 ~ 0.254g 置 100mL 量瓶中，加 0.4% 氢氧化钠溶液使溶解并稀释至刻度，摇匀；精密量该溶液 5mL，置 50mL 量瓶中，用 0.4% 氢氧化钠溶液稀释至刻度，摇匀，即得（每 1mL 中含 0.25mg 的溶液）。

2. 测定光谱图

以 0.4% 氢氧化钠溶液为空白溶液，依照紫外 – 可见分光光度法（通则 0401）测定，在 265nm 与 273nm 的波长处有最大吸收，在 245nm 与 271nm 的波长处有最小吸收，在 259nm 的波长处有一肩峰。

（四）注意事项

1. 由于常需进行规定波长、吸收度、吸收系数等的比对，故测定时应注意仪器的波长、吸光度精度须符合要求。

2. 对于吸收带很窄的药物，应考虑仪器狭缝对测定结果的影响。

3. 根据药物的溶解性，选择合适的溶剂，如不溶于水的药物常采用甲醇、乙醇或水 – 醇混合溶剂；当采用有机溶剂时，要注意溶剂的吸收波长是否对该鉴别波长产生干扰。

4. 为了增加药物的溶解度或稳定性，或需要药物在一定 pH 条件下产生相应的特征吸收，常常在溶剂中加入一定浓度的酸、碱或缓冲液。

（五）思考题

1. 紫外 – 可见分光光度计如何进行校正？

2. 如何选择吸收池？使用吸收池时应注意什么？

实训十　阿司匹林原料药的红外光谱鉴别

不同的有机药物由于含有能吸收不同红外光（IR）的基团而显示特征红外吸收光谱，因此，红外吸收光谱可作为鉴别的依据。IR 光谱特征性强，专属性高，凡化学结构明确、组分单一的有机原料药物都可用 IR 鉴别，尤其是适合于区分结构复杂且结构非常相似的药物。例如，中国药典和英国药典采用标准图谱对照法，美国药典采用对照品法。在实际操作中，可根据实际条件选用其中任一种方法。

【技能目标】

1. 掌握红外分光光度计的使用方法及注意事项。
2. 学习利用红外光谱法鉴别阿司匹林原料药。

【知识目标】

了解红外分光光度法进行药物鉴别的原理。

【实训内容】

（一）实验原理

当有机药物分子的组成、结构、官能团不同时，其红外吸收光谱也不同，可据此进行药物的鉴别。

在进行药物鉴别试验时，《中国药典（2015 年版）》采用对照图谱比较法，要求按规定条件绘制供试品的红外光吸收图谱，与相应的标准红外图谱进行比较，核对是否一致（峰位、峰形、相对强度）。如果两图谱一致，即为同一种药物。

阿司匹林（$C_9H_8O_4$）

阿司匹林为白色结晶或结晶性粉末；无臭或微带醋酸臭；遇湿气即缓缓水解。阿司匹林在乙醇中易溶，在三氯甲烷或乙醚中溶解，在水或无水乙醚中微溶；在氢氧化钠溶液或碳酸钠溶液中溶解，但同时分解。应密封，干燥处保存。

（二）仪器及试剂

红外光谱仪、压片机、抽气泵、分析天平、玛瑙研钵、阿司匹林原料药、光谱纯溴化钾

（三）操作方法

取约 1mg 阿司匹林，置玛瑙研钵中，加入干燥的溴化钾细粉约 200mg，充分研磨混匀，移置于直径为 13mm 的压模中，使铺布均匀，压模与真空泵相连，抽真空约 2min 后，加压至 800000~1000000KPa，保持 2~5min，除去真空，取出制成的供试片，用目视检查应均匀透明，无明显颗粒。将空白溴化钾片、供试品压片置于红外光谱仪的样品光路中，在 400~4000cm^{-1} 波数范围内进行扫描，录制样品的红外光谱图。试验光谱图应与下图一致：

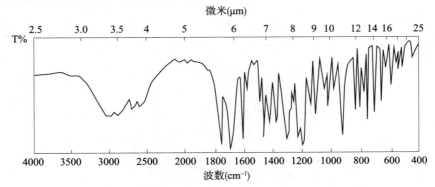

（四）注意事项

用红外光谱法鉴别药物时应注意：①录制红外光谱时，必须对仪器进行校正，以确保测定波数的准确性和仪器的分辨率符合要求；②可采用其他直径的压模制片；③供压片用溴化钾若无光谱纯品时，可用分析纯试剂，如无明显吸收，则不需精制可直接使用。

由于红外光谱法专属性强，准确度高，供试品可为气体、固体、液体，应用较为广泛，几乎没有两种化合物（光学异构体及长链烷烃同系物除外）具有完全相同的红外吸收光谱，因此各国药典均采用红外光谱法对药物进行鉴别。

（五）思考题

1. 傅里叶变换红外光谱仪主要组成部件有哪些？
2. 红外吸收光谱产生的条件是什么？

实训十一　牛黄解毒片中黄芩苷的 TLC 鉴别

牛黄解毒片，中成药，为清热剂，具有清热解毒之功效，用于火热内盛、咽喉肿痛、牙龈肿痛、口舌生疮、目赤肿痛，主要由人工牛黄、雄黄、石膏、大黄、黄芩、桔梗、冰片、甘草八味药组成。

【技能目标】

掌握薄层色谱法（TLC）鉴别的基本操作方法。

【知识目标】

掌握 TLC 进行药物鉴别的原理。

【实训内容】

（一）实验原理

利用薄层色谱法鉴别中成药制剂牛黄解毒片中黄芩苷。

（二）仪器与试药

薄层展开缸、薄层层析用硅胶 G、1% 三氯化铁乙醇溶液、黄芩苷对照品，乙醚、盐酸、乙酸乙酯、丁酮、甲酸均为分析纯

（三）操作步骤

取本品 4 片，研细，置三角烧瓶中，加乙醚 30mL，超声处理 15min，滤过，

弃去乙醚，滤渣置水浴上挥尽乙醚，加甲醇30mL，超声处理15min，滤过，滤液蒸干，残渣加水 20mL，加热使溶解，滴加盐酸调节 pH 至 2～3，加乙酸乙酯30mL 提取，分取乙酸乙酯液，蒸干，残渣加甲醇 1mL 使溶解，作为供试品溶液。另取黄芩苷对照品，加甲醇制成每 1mL 含 1mg 的溶液，作为对照品溶液。吸取上述两种溶液各 5μL，分别点于同一以含 4% 醋酸钠的羧甲基纤维素钠溶液为黏合剂的硅胶 G 薄层板上，以乙酸乙酯－丁酮－甲酸－水（5∶3∶1∶1）为展开剂，展开，取出，晾干，喷以 1% 三氯化铁乙醇溶液。供试品色谱中，在与对照品色谱相应的位置上，显相同颜色的斑点。

（四）思考题

1. TLC 鉴别中为何选择黄芩苷对照品？

2. TLC 用于药品鉴别主要的方法有哪些？

第五章　药物的杂质检查

药物的杂质是指药物中存在的无治疗作用或者影响药物的稳定性、疗效，甚至对人体健康有害的物质。在药物的研究、生产、贮存和临床应用等方面，必须保持药物的纯度，减少药物的杂质，这样才能保证药物的有效性和安全性。通常可以将药物的结构、外观性状、理化常数、杂质检查和含量测定等方面作为一个相互关联的整体来评价药物的纯度。因此，药物的杂质检查是控制药物纯度、提高药品质量的一个非常重要的环节。

药物中的杂质按来源可分为一般杂质和特殊杂质。一般杂质是指在自然界中分布较广泛，在多种药物的生产和贮藏过程中容易引入的杂质，如氯化物、硫酸盐、重金属、砷盐、炽灼残渣、易炭化物、铁盐等。特殊杂质是指在药物的生产和贮藏过程中，根据药物的性质和生产工艺而引入的杂质，如阿司匹林中的游离水杨酸、甲硝唑中的 2 - 甲基 - 5 - 硝基咪唑等。

杂质还可以分为信号杂质和有害杂质。信号杂质本身一般无害，但其含量的多少可以反映出药物的纯度水平，如含量过多，表明药物的纯度差，提示药物的生产工艺不合理或生产控制存在问题。例如，氯化物、硫酸盐属于信号杂质。有害杂质如重金属、砷盐等，对人体有毒害作用或影响药物的稳定性，在质量标准中应严格加以控制，以保证用药安全。

实训十二 玄明粉中重金属的检查

【技能目标】

1. 掌握对照法的基本操作方法。
2. 掌握恒重的操作技能。
3. 掌握杂质限量的计算。

【知识目标】

1. 理解药品杂质检查的目的和意义。
2. 掌握对照法的平行原则。
3. 掌握重金属杂质检查的方法原理和限量的计算方法。

【实训内容】

（一）实验原理

重金属系指在实验条件下能与硫代乙酰胺或硫化钠作用而显色的金属杂质，常以 Pb^{2+} 为代表，其原理为：

在酸性溶液中：$CH_3CSNH_2 + H_2O \xrightarrow{pH=3.5} CH_3CONH_2 + H_2S$

$$Pb^{2+} + H_2S \xrightarrow{H^+} PbS \downarrow （黑色）+ 2H^+$$

在碱性溶液中：$Pb^{2+} + Na_2S \xrightarrow{OH^-} PbS \downarrow （黑色）+ 2Na^+$

（二）仪器与试药

恒温水浴、25mL 纳氏比色管及比色架、分析天平（1/10000）、量瓶、刻度吸管、烧杯、量筒等，玄明粉、硝酸铅、醋酸盐缓冲液（pH 3.5）、硫代乙酰胺试液

（三）操作步骤

取 25mL 纳氏比色管三支，甲管中加标准铅溶液一定量与醋酸盐缓冲液（pH 3.5）2mL 后，加水或各品种项下规定的溶剂稀释成 25mL；乙管中加入玄明粉 1.0g 制成的供试品溶液 25mL，丙管中加入与乙管相同质量的供试品，加配制供试品溶液的溶剂适量使溶解，再加与甲管相同量的标准铅溶液与醋酸盐缓冲液（pH 3.5）2mL 后，用溶剂稀释成 25mL；再在甲、乙、丙三管中分别加硫代乙酰胺试液各 2mL，摇匀，放置 2min，同置白纸上，自上向下透视，当丙管中显出的颜色不浅于甲管时，乙管中显示的颜色与甲管比较，不得更深。如丙管中显出的颜色浅于甲管，应取样按第二法重新检查（通则 0821）。

（四）思考题

1. 玄明粉的重金属限量是多少？

2. 《中国药典（2015 年版）》规定重金属检查有几种方法？各适用于哪些药品？

附注：

标准铅溶液制备

精密称取在 105℃干燥至恒重的硝酸铅 0.1599g，置 1000mL 量瓶中，加硝酸 5mL 与水 50mL 溶解后，用水稀释至刻度，摇匀，作为贮备液。

精密量取贮备液 10mL，置 100mL 量瓶中，加水稀释至刻度，摇匀，即得（每 1mL 相当于 10μg 的 Pb）。本液仅供当日使用。配制与贮存用的玻璃容器均不得含铅。

实训十三　葡萄糖的一般杂质检查

　　一般杂质的检查方法分为灵敏度检查法和限量检查法。灵敏度检查法是利用某些试验的直接结果以控制杂质限量。如化学反应的灵敏度试验，要求结果为阴性。中国药典对于某药物中要求较严格的杂质规定用灵敏度检查法。限量检查法通常是取一定量相当于被测杂质的纯物质或对照品配成标准液作为限量，与一定量供试液经同样处理后，比较二者反应结果，从而确定所含杂质是否超过限量规定。

【技能目标】

　　1. 掌握对照法的基本操作方法。

　　2. 掌握恒重的操作技能。

　　3. 掌握杂质限量的计算方法。

　　4. 掌握砷盐检查的操作方法。

【知识目标】

　　1. 理解药品杂质检查的目的和意义。

　　2. 掌握对照法的平行原则。

　　3. 掌握砷盐检查的原理和方法。

【实训内容】

　　（一）实验原理

　　葡萄糖是用淀粉以无机酸水解或在酶催化下经过水解得稀葡萄糖液，再经脱色、浓缩结晶制得。国内生产方法有酸水解法、双酶水解法、酸酶水解法。根据葡萄糖生产工艺特点,应进行氯化物、重金属、砷盐等一般杂质检查,进行蛋白质、可溶性淀粉等特殊杂质检查。

各种杂质检查原理如下:

(1)氯化物检查法

$$Cl^- + Ag^+ \longrightarrow AgCl \downarrow$$

(2)硫酸盐检查法

$$SO_4^{2-} + Ba^{2+} \longrightarrow BaSO_4 \downarrow$$

(3)铁盐检查法

$$Fe^{3+} + 6SCN^- \longrightarrow [Fe(SCN)_6]^{3-} \quad 红色$$

(4)砷盐检查法

$$AsO_3^{3-} + 3Zn + 9H^+ \longrightarrow AsH_3 \uparrow + 3Zn^{2+} + 3H_2O$$

$$AsH_3 + 2HgBr_2 \longrightarrow 2HBr + AsH(HgBr)_2 \quad 黄色$$

$$AsH_3 + 3HgBr_2 \longrightarrow 3HBr + As(HgBr)_3 \quad 棕色$$

$$AsO_4^{3-} + 2I^- + 2H^+ \longrightarrow AsO_3^{3-} + I_2 + H_2O$$

$$AsO_4^{3-} + Sn^{2+} + 2H^+ \longrightarrow AsO_3^{3-} + Sn^{4+} + H_2O$$

$$I_2 + Sn^{2+} \longrightarrow 2I^- + Sn^{4+}$$

溶液中的碘离子,与反应中产生的锌离子能形成配合物,使生成砷化氢的反应不断进行。

$$4I^- + Zn^{2+} \longrightarrow [ZnI_4]^{2-}$$

氯化亚锡与碘化钾存在,可抑制锑化氢的生成,因锑化氢也能与溴化汞试纸作用生成锑斑,在实验条件下100μg锑存在不会干扰测定。氯化亚锡又可与锌作用,在锌粒表面形成锌锡齐,起去极化作用,从而使氢气均匀而连续地发生。

(5)干燥失重测定法

干燥失重是指药物在规定条件下经干燥后所减失的质量,根据所减失的质量和取样量计算供试品干燥失重的百分率。干燥失重检查法主要控制药物中的水分,也包括其他挥发性物质如乙醇等。

（6）炽灼残渣检查法

炽灼残渣系指有机药物经加热炭化后再被硫酸破坏，于高温（700～800℃）炽灼，有机物质被破坏分解为挥发性物质逸出，残留的非挥发性无机杂质（多为金属的氧化物或盐类）成为硫酸盐，称为炽灼残渣。如炽灼残渣需留作重金属检查，则控制炽灼温度在500～600℃。

（二）仪器与试药

电热恒温干燥箱、高温电炉（马弗炉）、普通电炉、水浴锅、50mL 比色管、量筒、50mL 烧杯、葡萄糖、硝酸银、硝酸、硫酸、氯化钡、硫氰酸铵、硫代乙酰胺、甘油、氢氧化钠、溴化钾、碘化钾、20 目无砷锌粒、氯化亚锡、醋酸铅、溴化汞、磺基水杨酸

（三）操作步骤

1. 酸度　取本品 2.0g，加水 20mL 溶解后，加酚酞指示液 3 滴与氢氧化钠滴定液（0.02mol/L）0.20mL，应显粉红色。

2. 溶液的澄清度与颜色　取本品 5.0g，加热水溶解后，放冷，用水稀释至 10mL，溶液应澄清无色；如显浑浊，与 1 号浊度标准液（通则 0902 第一法）比较，不得更浓；如显色，与对照液（取比色用氯化钴液 3.0mL、比色用重铬酸钾液 3.0mL 与比色用硫酸铜液 6.0mL，加水稀释成 50mL）1.0mL 加水稀释至 10mL 比较，不得更深。

3. 乙醇溶液的澄清度　取本品 1.0g，加 90% 乙醇 30mL，置水浴上加热回流约 10min，溶液应澄清。

4. 氯化物　取本品 0.60g，依规定检查（通则 0801），与标准氯化钠溶液 6.0mL 制成的对照液比较，不得更浓（0.01%）。

5. 硫酸盐　取本品 2.0g，依规定检查（通则 0802），与标准硫酸钾溶液 2.0mL 制成的对照液比较，不得更浓（0.01%）。

6. 亚硫酸盐与可溶性淀粉　取本品 1.0g，加水 10mL 溶解后，加碘试液（0.05mol/L）1 滴，应即显黄色。

7. 干燥失重　取本品，在105℃干燥至恒重，减失质量为7.5%～9.5%（通则0831）。

8. 炽灼残渣　不得过0.1%（通则0841）。

9. 蛋白质　取本品1.0g，加水10mL溶解后，加磺基水杨酸溶液（1→5）3mL，不得发生沉淀。

10. 铁盐　取本品2.0g，加水20mL溶解后，加硝酸3滴，缓慢煮沸5min，放冷，用水稀释制成45mL，加硫氰酸铵溶液（30→100）3.0mL，摇匀，如显色，与标准铁溶液2.0mL用同一方法制成的对照液比较，不得更深（0.001%）。

11. 重金属　取本品4.0g，加水23mL溶解后，加醋酸盐缓冲液（pH 3.5）2mL，依规定检查（通则0821第一法），含重金属不得过5/10000。

12. 砷盐　取本品2.0g，加水5mL溶解后，加稀硫酸5mL与溴化钾溴试液0.5mL，置水浴上加热约20min，使保持稍过量的溴存在，必要时，再补加溴化钾溴试液适量，并随时补充蒸散的水分，放冷，加盐酸5mL与水适量至28mL，依规定检查（通则0822第一法），应符合规定（0.0001%）。

（四）思考题

1. 比色、比浊操作中应注意什么原则？

2. 是否所有药物都要对各种一般杂质进行检查？

3. 检查酸碱度时，为什么要用甲基红指示液及溴麝香草酚蓝指示液？

4. 检查氯化物、硫酸盐及重金属杂质分别依据什么原理？其检查方法与常用的限度检查法有何不同？哪种更严格？

5. 砷盐检查中加入碘化钾试液与酸性氯化亚锡试液后，须放置10min，为什么？

实训十四 甲苯法测定薄荷中水分含量

《中国药典（2015 年版）》中水分测定共有五种方法：第一法（费休氏法）；第二法（烘干法）适用于不含或少含挥发性成分的药品；第三法（减压干燥法）适用于含有挥发性成分的贵重药品。中药测定用的供试品，一般先破碎并需通过二号筛。第四法（甲苯法）、第五法（气相色谱法）。

【技能目标】

1. 掌握甲苯法测定水分的基本操作方法。
2. 掌握水分含量的计算方法。

【知识目标】

1. 理解基本法测定水分的基本原理。
2. 掌握甲苯法测定水分的步骤及注意事项。
3. 掌握薄荷水分检查的目的、意义。

【实训内容】

（一）实验原理

中药制剂水分测定的常用方法有烘干法和甲苯法：烘干法适用于不含或少含挥发性成分的药品，甲苯法用于含挥发性成分的药品。薄荷中含挥发性成分，应选用甲苯法测定水分的含量。

（二）仪器与试药

甲苯法水分测定装置、甲苯、亚甲蓝（AR）、薄荷。

（三）操作步骤

取供试品适量（相当于含水量 1～4mL），精密称定，置 A 瓶中，加甲苯约 200mL，必要时加入干燥、洁净的无釉小瓷片数片或玻璃珠数粒，连接仪器，自冷凝管顶端加入甲苯至充满 B 管的狭细部分。将 A 瓶置电热套中或用其他适宜方法缓缓加热，待甲苯开始沸腾时，调节温度，使每秒馏出 2 滴。待水分完全馏出，即测定管刻度部分的水量不再增加时，将冷凝管内部先用甲苯冲洗，再用饱蘸甲苯的长刷或其他适宜方法，将管壁上附着的甲苯推下，继续蒸馏 5min，放冷至室温，拆卸装置。如有水滴黏附在 B 管的管壁上，可用蘸甲苯的铜丝推下，放置使水分与甲苯完全分离（可加亚甲蓝粉末少量，使水染成蓝色，以便分离观察）。检读水量，并计算成供试品的含水量（%）。

（四）注意事项

用化学纯甲苯直接测定，必要时甲苯可先加水少量，充分振摇后，将水层分离弃去，经蒸馏后使用。样品应先粉碎成直径不超过 3mm 的颗粒。

（五）思考题

1. 实验中所用仪器、器皿是否要烘干？为什么？
2. 为什么说甲苯法适用于含挥发性成分的中药制剂中水分的测定？

实训十五　药物中特殊杂质的检查

特殊杂质是指在药物的生产和贮存过程中，根据药物的性质、生产方式和工艺条件，有可能引入的杂质。这类杂质随药物的不同而异。由于特殊杂质多种多样，检查方法各异，故一般将其分成物理法、化学反应法、光谱法、色谱法四大类。

【技能目标】

1. 掌握紫外 – 可见分光光度计的使用方法。
2. 掌握薄层色谱法和高效液相色谱法进行杂质检查的操作技能。

【知识目标】

1. 理解薄层色谱法和高效液相色谱法检查杂质的基本原理。
2. 掌握特殊杂质检查的基本原理与含量计算方法。

【实训内容】

（一）实验原理

药物中杂质的检查方法，主要是根据药物和杂质在物理与化学性质上的差异而进行的：如药物本身无色，但生产过程中引入有色物质或药物的分解产物有颜色，则可针对供试品溶液的颜色，采用比色法，检查药物当中的杂质；也可以利用药物与杂质对光吸收性质的差异，根据吸光度的大小控制杂质的量；还可以利用药物与杂质被吸附和解析，或者在不同溶剂中分配系数的差异，采用色谱法，将药物与杂质进行分离与检查。

（二）仪器与试药

高效液相色谱仪、紫外 - 可见分光光度计、电子天平、超声波清洗仪、离心机，阿司匹林、肾上腺素、青蒿素、冰醋酸、甲醇、乙腈、四氢呋喃、水杨酸、丙酮、盐酸、硫酸、乙醇、石油醚、香草醛、双氢青蒿素对照品、青蒿素对照品

（三）操作步骤

1. 阿司匹林中游离水杨酸的检查

取本品约 0.1g，精密称定，置 10mL 量瓶中，加 1% 冰醋酸的甲醇溶液适量，振摇使溶解，并稀释至刻度，摇匀，作为供试品溶液；取水杨酸对照品约 10mg，精密称定，置 100mL 量瓶中，加 1% 冰醋酸的甲醇溶液适量使溶解并稀释至刻度，摇匀，精密量取 5mL，置 50mL 量瓶中，用 1% 冰醋酸的甲醇溶液稀释至刻度，摇匀，作为对照品溶液。依照高效液相色谱法（通则 0512）进行试验。用十八烷基硅烷键合硅胶为填充剂，以乙腈 - 四氢呋喃 - 冰醋酸 - 水（20∶5∶5∶70）为流动相，检测波长为 303nm。理论板数按水杨酸峰计算不低于 5000，阿司匹林峰与水杨酸峰的分离度应符合要求，立即精密量取对照品溶液与供试品溶液各 10μL，分别注入液相色谱仪，记录色谱图。供试品溶液色谱图中如有与水杨酸峰保留时间一致的色谱峰，按外标法以峰面积计算，不得超过 0.1%。

2. 肾上腺素中"酮体"检查

取本品，加盐酸溶液（9→2000）制成每 1mL 中含 2.0mg 的溶液，依照紫外 - 可见分光光度法（通则 0401），在 310nm 的波长处测定，吸光度不得超过 0.05。

3. 青蒿素有关物质检查

供试品溶液的制备：取本品，加丙酮溶解并稀释制成每 1mL 中含青蒿素 15mg。

对照溶液（1）的制备：精密量取供试品溶液 0.5mL，置 100mL 量瓶中，用丙酮稀释至刻度。

对照溶液（2）的制备：精密量取对照溶液（1）5mL，置10mL量瓶中，用丙酮稀释至刻度。

系统适用性溶液制备：取青蒿素对照品与双氢青蒿素对照品，加丙酮溶解并稀释制成每1mL中含青蒿素10mg与双氢青蒿素0.1mg的混合溶液。

按照薄层色谱法（通则0502）进行试验，吸取上述4种溶液各10 μL，分别点于同一硅胶G薄层板上，以石油醚（沸程60～90℃）–丙酮–冰醋酸（8：2：0.1）为展开剂，展开15cm以上，取出，晾干，喷以含2%香草醛的20%硫酸乙醇溶液，在85℃加热10～20min至斑点清晰，系统适用性溶液应显青蒿素与双氢青蒿素各自的清晰斑点。供试品溶液如显杂质斑点，深于对照溶液（2）主斑点颜色（0.25%）且不深于对照溶液（1）主斑点颜色（0.5%）的斑点不得多于1个，其他杂质斑点均不得深于对照溶液（2）所显主斑点的颜色（0.25%）。

（四）注意事项

1. 游离水杨酸的检查，样品管应尽量干燥，不得带入过多水分，否则样品加醇后不易溶解。

2. 尽量用小的点样管。如果有足够的耐性，最好只用1μL的点样管。

3. 显色后，应立即检视斑点，并进行定位。

（五）思考题

1. 高效液相色谱法用于检查药物当中的特殊杂质，按操作方法有哪几种类型？

2. 紫外–可见分光光度法进行药物中特殊杂质检查的原理是什么？

第六章　药物含量测定

药物的含量测定方法包括化学分析法和仪器分析法。化学分析法又包括质量分析法和容量（滴定）分析法，仪器分析法又包括紫外 – 可见分光光度法、红外分光光度法、高效液相色谱法、气相色谱法、电泳法等。

实训十六　阿司匹林肠溶片含量测定

【技能目标】

1. 掌握碱式滴定管的操作及两步滴定法的操作技能。
2. 正确记录、处理数据，计算结果。

【知识目标】

1. 掌握两步滴定法测定阿司匹林片含量的原理。
2. 掌握滴定度在容量分析计算中的应用。

【实训内容】

（一）实验原理

阿司匹林（$C_9H_8O_4$）

性状：本品为肠溶包衣片，除去包衣后显白色。本品含阿司匹林（$C_9H_8O_4$）应为标示量的 95.0% ~ 105.0%

阿司匹林分子结构中含有酯键，易水解成水杨酸和醋酸，片剂中为防止酯键水解加入少量酒石酸或枸橼酸作稳定剂，因此在片剂中有酸性杂质。含量测定时为消除酸性杂质干扰，采用两步滴定法。

第一步，中和，消除酸性杂质（酸性附加剂和降解产物）的干扰：

$$\left.\begin{array}{l}\text{酒石酸}\\\text{枸橼酸}\\\text{水杨酸}\\\text{醋酸}\end{array}\right\} \quad \boxed{+ \text{ NaOH} \longrightarrow \text{钠盐} + \text{H}_2\text{O}}$$

第二步，水解后剩余滴定：

$$2\text{NaOH} + \text{H}_2\text{SO}_4 \longrightarrow \text{Na}_2\text{SO}_4 + 2\text{H}_2\text{O}$$

（二）仪器与试药

50mL 碱式滴定管、250mL 锥形瓶、称量瓶、分析天平，阿司匹林肠溶片、乙醇、酚酞指示液、0.1mol/L 氢氧化钠滴定液。

（三）操作方法

取本品 10 片，研细，用中性乙醇 70mL 分数次研磨，并移入 100mL 容量瓶中，充分振摇，再用水适量洗涤研钵数次，洗液合并于 100mL 容量瓶中，再用水稀释至刻度，摇匀，过滤；精密量取滤液 30mL（相当于阿司匹林 0.3g）至锥形瓶中，加中性乙醇（对酚酞指示液显中性）10mL，振摇，使阿司匹林溶解，加酚酞指示液 3 滴，滴加 0.1mol/L 氢氧化钠滴定液至溶液显粉红色，再精密加 0.1mol/L 氢氧化钠滴定液 40mL，置水浴上加热 15min 并时时振摇，迅速放冷至室温，用 0.05mol/L 硫酸滴定液滴定，并将滴定的结果用空白实验校正，每 1mL 0.1mol/L 氢氧化钠滴定液相当于 18.02mg $C_9H_8O_4$。

（四）注意事项

1. 掌握片剂的取样方法，并正确计算取样量范围。

2. 中和操作要快，避免阿司匹林在碱中水解。

3. 加碱、加热水解阿司匹林应不时振摇，保证水解完全；然后迅速放冷，尽量避免碱液在受热时吸收二氧化碳。

（五）思考题

1. 测定阿司匹林含量时为什么要做空白试验？应如何做空白试验？

2. 为什么要用中性乙醇溶解样品？如何制备中性乙醇？

3. 如何理解"取基准无水碳酸钠约 0.15g，精密称定"这句话？

实训十七　旋光法测定葡萄糖注射液含量

【技能目标】

1. 正确使用全自动旋光仪测定药物的旋光度。
2. 熟悉全自动旋光仪的保养及维护方法。

【知识目标】

1. 掌握葡萄糖注射液旋光度的测定方法原理及含量计算公式。
2. 熟悉全自动旋光仪的工作原理。

【实训内容】

（一）实验原理

葡萄糖分子中含不对称碳原子，具有旋光性，在一定条件下，其水溶液的比旋度 $[\alpha]_D^t$ 为 $+52.5° \sim +53.0°$。根据旋光度 α 与浓度 c 的比例关系可进行含量测定：

$$\alpha = [\alpha]_D^t \cdot l \cdot c,$$

式中 l 为液层厚度（dm），c 为溶液的百分浓度（g/mL，按干燥品或无水物计算）。所以：

$$c = \alpha 100 / [\alpha]_D^t \cdot l$$

本品为葡萄糖的灭菌水溶液，含葡萄糖（$C_6H_{12}O_6 \cdot H_2O$）应为标示量的

95.0% ~ 105.0%。

（二）仪器与试药

全自动旋光仪（SGW-3）、容量瓶（100mL）、烧杯（100mL），葡萄糖注射液（20mL∶10g）、氨水（分析纯）

（三）操作步骤

精密量取本品适量（约相当于葡萄糖 10g），置 100mL 容量瓶中，加氨试液 0.2mL（10% 或 10% 以下规格的本品可直接取样测定），用水稀释至刻度，摇匀，静置 10min，测定旋光度。测定时使用读数至 0.01° 并经过检定的旋光计，先用水校正零点，再将测定管（长度为 1dm）用供试溶液冲洗数次，缓缓注入供试溶液适量（注意勿使产生气泡），置于旋光计内检测读数，记录旋光度，同法操作读取旋光度 3 次，取 3 次的平均值作为样品的旋光度。与 2.0852 相乘，即得 100mL 供试溶液中含有 $C_6H_{12}O_6 \cdot H_2O$ 的质量（g）。测定后再用水核对零点，若零点变动，应重测。（《中国药典（2015 年版）》第四部通则 0621）

（四）注意事项

1. 每次测定前应以溶剂作空白校正，测定后，再校正 1 次，以确定在测定时零点有无变动；如第 2 次校正时发现旋光度差值超过 ±0.01，表明零点有变动，则应重新测定旋光度。

2. 配制溶液及测定时，均应调节温度至 20±0.5℃（或各品种项下规定的温度）。

3. 供试的液体或固体物质的溶液应充分溶解，供试液应澄清。

4. 物质的旋光度与测定光源、测定波长、溶剂、浓度和温度等因素有关。因此，表示物质的旋光度时应注明测定条件。

5. 若已知供试品具有外消旋作用或旋光转化现象，则应相应地采取措施，对样品制备的时间以及将溶液装入旋光管的间隔测定时间进行规定。

（五）思考题

1. 当采用葡萄糖旋光度法测定含量时，为什么要加氨试液并放置后进行测定？

2. 请写出氨试液的配制方法。

3. 推算出旋光度法测定葡萄糖含量时的计算系数 2.0852。

实训十八　三点校正法测定维生素 A 胶丸中维生素 A 的含量

【技能目标】

1. 能正确使用 756 型紫外 – 可见分光光度计。
2. 掌握取样量计算、稀释、定容等基本操作技能。

【知识目标】

掌握三点校正法测定维生素 A 胶丸中维生素 A 含量的基本原理及含量的计算公式。

【实训内容】

（一）实验原理

杂质的无关吸收在 310～340nm 的波长范围内几乎呈一条直线，且随波长的增长吸收度在下降。

物质对光吸收呈加和性。即在某一样品的吸收曲线上，各波长处的吸收度是维生素 A 与杂质吸收度的代数和，因而吸收曲线也是二者的叠加。

（二）仪器与试药

756 型紫外 – 可见分光光度计、分析天平、石英比色皿、容量瓶、移液管，

维生素 A 胶丸、乙醚、环己烷

（三）实验步骤

胶丸内容物平均质量的测定

取胶丸 20 粒，精密称定。切开丸壳，取出内容物。丸壳用乙醚洗涤 3 次，置通风处，使乙醚挥散，精密称定，计算出每丸内容物的平均质量。

取一粒维生素 A 内容物，精密称定，用环己烷溶解并定量稀释成 25mL。取 0.8mL，再用环己烷稀释至 25mL，即制成每 1mL 中含 9~15 单位的溶液。按照分光光度法测定吸收峰的波长，并在下列各波长处测定吸收度。计算各吸收度与波长 328nm 处吸收度的比值和波长 328nm 处的 $E_{1cm}^{1\%}$ 值。

波长（nm）	吸收度比值
300	0.555
316	0.907
328	1.000
340	0.811
360	0.299

如果吸收峰波长在 326~329nm，且所测得各波长吸收度比值不超过表中规定的 ±0.02，可用下式计算含量：

$$每 1g 供试品中含维生素 A 的单位数 = E_{1cm}^{1\%}（328nm）\times 1900 = \frac{A_{328}}{C \times 100} \times 1900$$

如果吸收峰波长在 326~329nm，但所测得的各波长吸收度比值超过表中规定的 ±0.02，则按下式求出校正后的吸收度值。然后再计算含量。

$$A_{328}（校正）= 3.52(2A_{328} - A_{316} - A_{340})$$

如果校正吸收度与未校正吸收度相差不超过 ±3%，则不用校正吸收度，仍以未经校正的吸收度计算含量。

如果校正吸收度与未校正吸收度相差在 -15%~3%，则以校正吸收度计算含量。

如果校正吸收度超过未校正吸收度的 -15% 或 +3%，或者吸收峰波长不在

326～329nm，则供试品须按下述方法测定：

精密称取供试品适量（约相当于维生素 A 总量 500 单位以上质量不多于 2g），置皂化瓶中，加乙醇 30mL 与 50%（g/g）氢氧化钾溶液 3mL，置水浴中煮沸回流 30min。冷却后自冷凝管管顶端加水 10mL 冲洗冷凝管内部，将皂化液移至分液漏斗中（分液漏斗活塞涂以甘油淀粉润滑剂）。皂化瓶用水 60～100mL 分数次洗涤，洗液并入分液漏斗中，用不含氧化物的乙醚振摇提取 4 次，每次振摇约 5min，第一次 60mL，洗涤应缓缓旋动，避免乳化。直至水层遇酚酞指示液不再显红色。乙醚液用铺有脱脂棉与无水硫酸钠的滤器滤过，滤器用乙醚洗涤，洗液与乙醚液合并，放入 250mL 量瓶中，用乙醚稀释至刻度，摇匀。精密量取适量，置蒸发器内，在水浴上低温蒸发至 1mL 后，置减压干燥器中，抽干，迅速加异丙醇溶解并稀释成每 1mL 中含维生素 A 9～15 单位，按照分光光度法在 300nm、310nm、325nm 及 334nm 四个波长处测定吸收度，并测定吸收峰的波长。吸收峰的波长应在 323～327nm，且 300nm 波长处的吸收度与 325nm 波长处的吸收度的比值应不超过 0.73，按下式的计算校正吸收度：

$$A_{325}(校正) = 6.815A_{325} - 2.555A_{310} - 4.260A_{334}$$

每 1g 供试品中含维生素 A 的单位数 $= E_{1cm}^{1\%} 325nm(校正) \times 1830$

如果校正吸收度在未校正吸收度的 ±3% 以内，则仍以未经校正的吸收度计算含量。

根据测定结果计算出每丸含维生素 A 相当于标示量的百分比。药典规定每丸含维生素 A 应为标示量的 90% 以上。

（四）讨论

1. 维生素 A 分子中具有多烯共轭体系结构，在 325～328nm 有选择性的吸收，可用分光光度法测定含量。维生素 AD 胶丸中以维生素 A 的含量为主（维生素 A 的单位是维生素 D 的 10 倍），故药典中控制维生素 A 的含量。

维生素 A 的含量用单位表示，每单位相当于 0.344μg 的全反式维生素 A 醋酸酯或 0.3μg 的全反式维生素 A 醇。

2. 由于维生素 A 制剂中含有稀释用油和维生素 A 原料中混有的其他杂质，

所测得的吸收度不是维生素 A 独有的吸收。在实验规定的条件下，非维生素 A 物质的无关吸收所引入的误差可以用校正公式校正，以便得到正确结果。

校正公式采用三点法，除其中一点是在吸收峰波长处测得外，其他两点分别在吸收峰两侧的波长处测定。因此仪器波长若不够准确，则会有较大误差，故在测定前，应校正仪器波长。

3. 剪胶丸所用的剪刀在使用前应用乙醚洗净，剪刀上黏附的内容物用乙醚洗入容器中。

4. 维生素 A 遇光易氧化变质，故测定中所用乙醚，必须不含过氧化物，操作应在半暗室中尽快进行。

（五）计算

$$\text{标示量}\% = \frac{C_{\text{实测}(\text{IU/g})}}{C_{\text{理论}(\text{IU/g})}} \times 100\% = \frac{\dfrac{A_{328}(\text{或} A_{328\text{校正}})}{C(\text{g/ml}) \times 100} \times 1900}{C_{\text{理论}}} \times 100\%$$

（六）思考题

1. 计算式中 1900 的物理含义是什么？如何导出的？

2. 如何确定取样量？

实训十九 酸性染料比色法测定硫酸阿托品片的含量

【技能目标】

1. 掌握酸性染料比色法的基本原理和操作方法。
2. 掌握比色法的基本方法、基本要求和计算方法。

【知识目标】

1. 学习和掌握酸性染料比色法的基本原理及操作方法。
2. 了解糖浆剂中麻黄碱的测定方法。

【实训内容】

(一) 实验原理

硫酸阿托品是一种托烷类生物碱。该实验利用生物碱(B)在一定 pH 介质中与 H^+ 结合成盐(BH^+),在此条件下,一些酸性染料(HIn)解离为阴离子(In^-),而与上述盐的阳离子定量结合成有色络合物($BH^+ \cdot In^-$)。此络合物可定量地溶于某些有机溶剂。测定有机相的吸收度,即可按比色法算出样品中生物碱的量。本品含硫酸阿托品 $[(C_{17}H_{23}NO_3)_2 \cdot H_2SO_4 \cdot H_2O]$ 应为标示量的 90.0% ~ 110.0%。

$$(C_{17}H_{23}NO_3)_2 \cdot H_2SO_4 \cdot H_2O \quad 694.84$$

（二）仪器与试药

电子天平、756 型紫外－可见光分光光度计、容量瓶、分液漏斗，硫酸阿托品片、无水硫酸钠、氯仿、溴甲酚绿

（三）操作步骤

1. 对照品溶液的制备

精密称取在 120℃ 干燥至恒重的硫酸阿托品对照品 25mg，置 25mL 量瓶中，加水溶解并稀释至刻度，摇匀；精密量取 5mL，置 100mL 量瓶中，加水稀释至刻度，摇匀，即得（每 1mL 含无水硫酸阿托品 50μg）。

2. 供试品溶液的制备

取本品 20 片，精密称定、研细，精密称出适量（约相当于硫酸阿托品 2.5mg），置 50mL 量瓶中，加水振摇使硫酸阿托品溶解并稀释至刻度，用干燥滤纸滤过，弃去初滤液，收集续滤液，即得。

3. 测定方法

精密量取对照品溶液与供试品溶液各 2mL，分别置于预先精密加入氯仿 10mL 的分液漏斗中，各加溴甲酚绿溶液［取溴甲酚绿 50mg 与邻苯二甲酸氢钾 1.021g，加氢氧化钠液（0.2mol/L）6.0mL 使溶解，再加水稀释至 100mL，摇匀，必要时滤过］2.0mL，振摇提取 2min 后，静置使分层，分取澄清的氯仿液，置 1cm 吸收池中，在 420nm 的滤长处分别测定吸收度，计算，并将结果与 1.027 相乘，即得供试量中硫酸阿托品 $(C_{17}H_{23}NO_3)_2 \cdot H_2SO_4 \cdot H_2O$ 的质量。

（四）注意事项

1. 本实验采用酸性染料比色法测定硫酸阿托品含量，实验中应严格控制水相 pH 并保证能定量提取离子对化合物进入氯仿层。

2. 分液漏斗活塞处宜涂甘油淀粉作润滑剂，其配制方法是：取甘油 22g，加入可溶性淀粉 9g，混匀，加热至 140℃，保持 30min，并不断搅拌至透明，放冷，即得。

3. 振摇提取时既要定量地将离子对化合物提入氯仿层，又要防止乳化和少量水分不混入氯仿层，因此，需小心充分振摇，并静置分层后再分取氯仿层，同时，可在分液漏斗颈部放置少许脱脂棉以吸附氯仿中少量水分。

（五）思考题

1. 试述酸性染料比色法的原理。

2. 酸性染料比色法的主要条件有哪些？结合实验说明如何控制这些条件。

3. 应如何做空白试验？

4. 校正因子 1.027 是怎样算得的？

实训二十　气相色谱法测定艾纳香中龙脑的含量

【技能目标】

1. 正确操作气相色谱仪。
2. 正确记录、处理实验数据。
3. 掌握艾纳香龙脑含量测定的操作过程。

【知识目标】

掌握气相色谱法中内标法的原理及方法。

【实训内容】

（一）实验原理

艾纳香全草入药，有祛风除湿等功效，在黎族、苗族、壮族等少数民族地区有着悠久的用药历史，是一种重要的民间药物。同时，艾纳香也是获取冰片、艾片的重要来源之一。龙脑为冰片主要成分，具有挥发性。因此本实验采用气相色谱法（GC），对艾纳香所含龙脑进行测定，并采用内标法计算其含量。

（二）仪器与试药

安捷伦 GC – 6890 气相色谱仪（FID）、微量进样器，龙脑对照品、水杨酸甲酯、艾纳香

（三）操作步骤

1. 色谱条件

采用 HP−5 石英毛细柱（30 m×0.32 mm×0.25μm）、FID 检测器，以氮气为载气，程序升温，进样口温度为 280℃，起始温度为 90℃，以 5℃/min 的升温速率升至 100℃，维持 3min；再以 5℃/min 的升温速率升至 150℃，维持 2min。

2. 内标液配制

取水杨酸甲酯适量，精密称定，加乙酸乙酯制成每 1mL 含 5mg 水杨酸甲酯的溶液，作为内标溶液。

3. 对照溶液配制

取龙脑对照品 5mg，精密称定，置 10mL 量瓶中，加内标溶液至刻度，摇匀，作为龙脑对照溶液。分别精密吸取对照品贮备液 0.5mL、1mL、1.5mL、2mL、2.5mL 置 10mL 量瓶中，分别加无水乙醇稀释并至刻度，摇匀。

（四）注意事项

1. 实验前，必须对气相色谱仪整个气路系统进行检漏。如有漏气，及时处理。

2. 开机前先通气，实验结束，先降温、关机，后关气。

3. 由于样品中挥发性成分较多，样品干燥时，要注意方法和温度。

（五）思考题

1. 写出内标标准曲线法计算过程。

2. 气相色谱进行定量分析的方法主要有哪些类型？

3. 气相色谱仪常用的检测器有几种？并说明其特点。

4. 含哪些成分的药物可以用气相色谱法分析？

实训二十一　高效液相色谱法测定
牛黄解毒片中黄芩苷的含量

【技能目标】

1. 熟练操作高效液相色谱仪。

2. 正确记录数据、分析色谱图、计算数据。

【知识目标】

1. 掌握高效液相色谱法中外标法测定药物含量的基本方法和操作技术。

2. 熟悉外标法的有关计算问题及结果判断。

3. 掌握高效液相色谱法测定黄芩苷的原理及含量的测定方法。

【实训内容】

（一）实验原理

利用高效液相色谱法分离牛黄解毒片中的黄芩苷，在 315nm 处进行检测。《中国药典（2015 年版）》采用外标法测定黄芩苷的含量。本品每片黄芩含量以黄芩苷（$C_{21}H_{18}O_{11}$）计，小片不得少于 3.0mg，大片不得少于 4.5mg。

（二）仪器与试药

Agilent 1200 高效液相色谱仪、微量进样器、超声波提取仪、分析天平，黄

芩苷对照品、牛黄解毒片、甲醇（色谱纯）、磷酸（分析纯）、乙醇（分析纯）

（三）操作步骤

1. 色谱条件与系统适用性试验

用十八烷基硅烷键合硅胶为填充剂，甲醇－水－磷酸（45：55：0.2）为流动相，检测波长为315nm。理论板数按黄芩苷峰计算应不低于3000。

2. 对照品溶液的制备

精密称取在60℃减压干燥4h的黄芩苷对照品适量，加甲醇制成每1mL中含40μg黄芩苷的溶液，即得。

3. 供试品溶液的制备

取本品20片（包衣片除去包衣），精密称定，研细，取0.6g，精密称定，置锥形瓶中；加70%乙醇30mL，超声处理（功率250W，频率33kHz）20min，放冷，滤过，滤液置100mL量瓶中，用少量70%乙醇分次洗涤容器和残渣，洗液滤入同一量瓶中，加70%乙醇至刻度，摇匀；精密量取2mL，置10mL量瓶中，加70%乙醇至刻度，摇匀，即得。

4. 测定法

分别精密吸取对照品溶液5μl与供试品溶液10μl，注入液相色谱仪，测定，即得。

本品每片黄芩含量以黄芩苷（$C_{21}H_{18}O_{11}$）计，小片不得少于3.0mg，大片不得少于4.5mg。

（四）思考题

1. 色谱法系统适用性试验的目的是什么？
2. 高效液相色谱仪使用中应注意什么？
3. 质量标准中制定的高效液相色谱法条件，哪些可以改变，哪些不能变化？
4. 常用的高效液相色谱法定量分析方法有几种？外标一点法的优缺点？

第七章　综合性实训

综合实训是在学生完成药物分析理论及实训课程之后进行的一项专业综合实践活动。学生在综合实训过程中通过查阅《中国药典（2015 年版）》、药物分析检测技术教材、科研论文、研究报道等相关文献资料，学习各类制剂的药品质量检验知识，设计操作流程并按其进行，掌握药物检查的基本技能，规范原始数据记录，完成药品质量检验报告。在实践过程中综合运用所学药物检测、化学分析及仪器分析理论知识与实验技能，训练和提高学生运用综合专业知识分析问题和解决问题的能力。

实训二十二　盐酸氯丙嗪片的质量检查

【技能目标】

1. 正确使用化学反应进行药物鉴别，掌握药物结构与性质之间的关系。

2. 掌握片剂的常规检查项目。

3. 正确地采用紫外 – 可见分光光度法中百分吸收系数进行盐酸氯丙嗪含量测定。

4. 正确地填写原始记录及药品的检验报告单。

【知识目标】

1. 掌握《中国药典（2015 年版）》及相关资料的查阅方法。

2. 学会片剂的取样方法，熟悉片剂的性状检查，掌握片剂所需要的检查项目。

3. 掌握高效液相色谱法进行检查的基本原理和方法。

4. 掌握紫外 – 可见分光光度法中百分吸收系数进行含量测定的原理及方法。

【实训内容】

（一）仪器与试药

高效液相色谱仪、紫外 – 可见分光光度计、盐酸氯丙嗪、硝酸、乙腈、三氟乙酸、盐酸、四甲基乙二胺、氯化钠

（二）操作步骤

1. 性状

本品为糖衣片，除去包衣后显白色。

2. 鉴别

取本品，除去包衣，研细，称取细粉适量（约相当于盐酸氯丙嗪50mg），加水5mL，振摇使盐酸氯丙嗪溶解，滤过；滤液加硝酸5滴即显红色，渐变淡黄色。滤液显氯化物鉴别（1）的反应（通则0801）。

检查应符合片剂项下有关的各项规定（通则0101）。

3. 检查

（1）有关物质

避光操作。取本品细粉适量（约相当于盐酸氯丙嗪20mg），置50mL量瓶中，加流动相使盐酸氯丙嗪溶解并稀释至刻度，摇匀，滤过，取续滤液作为供试品溶液；精密量取适量，用流动相定量稀释制成每1mL中含2μg的溶液，作为对照溶液。按照高效液相色谱法（通则0512）试验，用辛烷基硅烷键合硅胶为填充柱；以乙腈－0.5%三氟乙酸（用四甲基乙二胺调节pH至5.3）（50∶50）为流动相；检测波长为254nm。精密量取对照溶液与供试品溶液各10μL，分别注入液相色谱仪，记录色谱图至主成分峰保留时间的4倍。供试品溶液的色谱图中如有杂质峰，单个杂质峰面积不得大于对照溶液主峰面积（0.5%）。

供试品溶液的色谱图中如有杂质峰，单个杂质峰面积不得大于对照溶液主峰面积（0.5%），各杂质峰面积的和不得大于对照溶液主峰面积的2倍（1.0%）。

（2）溶出度

避光操作。取本品，按照溶出度与释放度测定法（通则0931第一法），以水1000mL为溶出介质，转速为每分钟100转，依法操作，经30min时，取溶液10mL滤过，精密量取续滤液适量，用盐酸溶液（9→1000）定量稀释制成每1mL中含盐酸氯丙嗪5μg的溶液，摇匀，按照紫外－可见分光光度法（通则0401）试验，在254nm的波长处测定吸光度，按$C_{17}H_{19}C_1N_2S \cdot HCl$的吸收系数（$E_{1cm}^{1\%}$）为915计算每片的溶出量。限度为标示量的70%，应符合规定。

4. 含量测定

避光操作。取本品 10 片，除去包衣后，精密称定，研细，精密称取适量（约相当于盐酸氯丙嗪 10mg），置 100mL 量瓶中，加溶剂［盐酸溶液（9→1000）］70mL，振摇使盐酸氯丙嗪溶解，用溶剂稀释至刻度，摇匀，滤过，精密量取续滤液 5mL，置 100mL 量瓶中，加溶剂稀释至刻度，摇匀，按照紫外 – 可见分光光度法（通则 0401）试验，在 254nm 的波长处测定吸光度，按 $C_{17}H_{19}C_1N_2S \cdot HCl$ 的吸收系数（$E_{1cm}^{1\%}$）为 915 计算，即得。

（三）思考题

1. 片剂的常规检查项目有哪些？

2. 什么是百分吸收系数，百分吸收系数与摩尔吸收系数的关系？

3. 《中国药典（2015 年版）》中，按紫外 – 可见分光光度法进行定量分析的方法有几种？

实训二十三　氢溴酸东莨菪碱注射液的质量检查

【技能目标】

1. 正确使用化学反应进行药物鉴别，掌握药物结构与性质之间的关系。
2. 掌握注射液的常规检查项目。
3. 正确地采用高效液相色谱法进行氢溴酸东莨菪碱含量测定。
4. 正确地填写原始记录及药品的检验报告单。
5. 掌握 pH 计的使用。

【知识目标】

1. 掌握《中国药典（2015 年版）》及相关资料的查阅方法。
2. 学会注射液的取样方法，熟悉注射液的性状检查，掌握注射液所需要的检查项目。
3. 掌握高效液相色谱法进行检查的基本原理和方法。
4. 掌握高效液相色谱法进行含量测定的原理及方法。

【实训内容】

（一）仪器与试液

安捷伦 1260 高效液相色谱仪、756 型紫外 – 可见分光光度计、pH 计、氢溴酸东莨菪碱、发烟硝酸、乙醇、氢氧化钾、氨试液、硝酸银、氢溴酸东莨菪碱对

照品、十二烷基硫酸钠溶液、磷酸、乙腈

（二）操作步骤

1. 性状

本品为无色的澄明液体。

2. 鉴别

a）在含量测定项下记录的色谱图中，供试品溶液主峰的保留时间应与对照品溶液主峰的保留时间一致。

b）取本品适量（约相当于氢溴酸东莨菪碱2.5mg），置水浴上蒸干，残渣显托烷生物碱类的鉴别反应（通则0301）。

c）取供试品约10mg，加发烟硝酸5滴，置水浴上蒸干，得黄色的残渣，放冷，加乙醇2～3滴湿润，加固体氢氧化钾一小粒，即显深紫色。

d）本品显溴化物鉴别（2）的反应（通则0301）。取供试品溶液，滴加硝酸银试液，即生成淡黄色凝乳状沉淀；分离，沉淀能在氨试液中微溶，但在硝酸中几乎不溶。

3. 检查

pH应为3.0～5.0（通则0631）。

有关物质 取本品适量，用流动相稀释制成1mL中含氢溴酸东莨菪碱0.3mg的溶液，作为供试品溶液；精密量取1mL，置100mL量瓶中，用流动相稀释至刻度，摇匀，作为对照溶液。依照氢溴酸东莨菪碱有关物质项下的方法测定，供试品溶液的色谱图中如有杂质峰，除溶剂峰附近的溴离子峰外，各杂质峰面积的和不得大于对照溶液主峰面积1.0%。

其他应符合注射剂项下有关的各项规定（通则0102）。

4. 含量测定

精密量取本品适量，用流动相稀释制成1mL中含氢溴酸东莨菪碱0.3mg的溶液，作为供试品溶液。精密量取20μL注入液相色谱仪，记录色谱图；另取氢溴酸东莨菪碱对照品，精密称定，加水溶解并稀释制成1mL中约含0.26mg的溶液，同法测定。按外标法以峰面积计算，并将结果与1.141相乘，即得。

色谱条件与系统适用性试验　用辛烷基硅烷键合硅胶为填充剂；以0.25%十二烷基硫酸钠溶液（用磷酸调节 pH 至 2.5）–乙腈（60∶40）为流动相；检测波长为210nm。理论板数按东莨菪碱峰计算不低于6000。

（三）思考题

1. 简述外标法定量的原理、方法及特点。

2. 高效液相色谱法有几种常用的定量方法？

3. 注射液有哪些常规的检查项目？

实训二十四　槐花质量检验

【技能目标】

1. 正确使用显微鉴别法、TCL 鉴别中药材。
2. 掌握中药分析检验的常规检查项目。
3. 正确采用高效液相色谱法进行芦丁含量测定。
4. 正确填写原始记录及药品的检验报告单。
5. 掌握黄酮类化合物的性质、鉴别及比色法操作技能。

【知识目标】

1. 掌握《中国药典（2015 年版）》及相关资料的查阅方法。
2. 掌握紫外 – 可见分光光度法测定总黄酮的基本原理及方法。
3. 掌握醇溶性浸出物测定法基本原理和方法。
4. 掌握黄酮类化合物的性质、鉴别及比色法的原理及方法。

【实训内容】

（一）仪器与试液

显微镜、高效液相色谱仪、ODS 分析柱、紫外光灯、紫外 – 可见分光光度计、硅胶 G 薄层板、芦丁对照品、槐花药材、硝酸铝、亚硝酸钠、氢氧化钠、乙酸乙酯、甲酸、三氯化铝、甲醇

（二）操作步骤

1. 性状

槐花　本品皱缩而卷曲，花瓣多散落。完整者花萼钟状，黄绿色，先端5浅裂；花瓣5片，黄色或黄白色，1片较大，近圆形，先端微凹，其余4片长圆形。雄蕊10个，其中9个基部连合，花丝细长。雌蕊圆柱形，弯曲。体轻。气微，味微苦。

2. 鉴别

本品粉末黄绿色。花粉粒类球形或钝三角形，直径14～19μm。具3个萌发孔。萼片表皮表面观呈多角形；非腺毛1～3细胞，长86～660μm。气孔不定式，副卫细胞4～8个。草酸钙方晶较多。取本品粉末0.2g，加甲醇5mL，密塞，振摇10min，滤过，取滤液作为供试品溶液。另取芦丁对照品，加甲醇制成1mL含4mg的溶液，作为对照品溶液。按照薄层色谱法（通则0502）试验，吸取上述两种溶液各10μL，分别点于同一硅胶G薄层板上，以乙酸乙酯-甲酸-水（8：1：1）为展开剂，展开，取出，晾干，喷以三氯化铝试液，待乙醇挥干后，置紫外光灯（365nm）下检视。供试品色谱中，在与对照品色谱相应的位置上，显相同颜色的荧光斑点。

3. 检查

水分　不得过11.0%（通则0832第二法）。取供试品3g，平铺于干燥至恒重的扁形称量瓶中，厚度不超过5mm，疏松供试品不超过10mm，精密称定，开启瓶盖在100～105℃干燥5h，将瓶盖盖好，移置干燥器中，放冷30min，精密称定，再在上述温度干燥1h，放冷，称重，连续两次称重的差异不超过5mg为止。根据减失的质量，计算供试品中含水量（%）。

总灰分　总灰分测定法　测定用的供试品须粉碎，使能通过二号筛，混合均匀后，取供试品2～3g（如须测定酸不溶性灰分，可取供试品3～5g），置炽灼至恒重的坩埚中，称定质量（准确至0.01g），缓缓炽热，注意避免燃烧，至完全炭化时，逐渐升高温度至500～600℃，使完全灰化并至恒重。根据残渣质量，计算供试品中总灰分的含量（%）。总灰分不得过14.0%（通则2302）。

酸不溶性灰分测定法　取上项所得的灰分，在坩埚中小心加入稀盐酸约10mL，用表面皿覆盖坩埚，置水浴上加热10min，表面皿用热水5mL冲洗，洗液并入坩埚中，用无灰滤纸滤过，坩埚内的残渣用水洗于滤纸上，并洗涤至洗液不显氯化物反应为止。滤渣连同滤纸移置同一坩埚中，干燥，炽灼至恒重。根据残渣质量，计算供试品中酸不溶性灰分的含量（%）（通则2302），酸不溶性灰分不得过8.0%。

浸出物　依照醇溶性浸出物测定法（通则2201）项下的热浸法测定，用30%甲醇作溶剂，槐花不得少于37.0%；取供试品2～4g，精密称定，置100～250mL的锥形瓶中，精密加水50～100mL，密塞，称定质量，静置1h后，连接回流冷凝管，加热至沸腾，并保持微沸1h。放冷后，取下锥形瓶，密塞，再称定质量，用水补足减失的质量，摇匀，用干燥滤器滤过，精密量取滤液25mL，置已干燥至恒重的蒸发皿中，在水浴上蒸干后，于105℃干燥3h，置干燥器中冷却30min，迅速精密称定质量。除另有规定外，以干燥品计算供试品中水溶性浸出物的含量（%）。

4. 含量测定

（1）总黄酮

对照品溶液的制备　取芦丁对照品50mg，精密称定，置25mL量瓶中，加甲醇适量，置水浴上微热使溶解，放冷，加甲醇至刻度，摇匀。精密量取10mL，置100mL量瓶中，加水至刻度，摇匀，即得（1mL中含芦丁0.2mg）。

标准曲线的制备　精密量取对照品溶液1mL、2mL、3mL、4mL、5mL、6mL，分别置25mL量瓶中，各加水至6.0mL，加5%亚硝酸钠溶液1mL，混匀，放置6min，加10%硝酸铝溶液1mL，摇匀，放置6min，加氢氧化钠试液10mL，再加水至刻度，摇匀，放置15min，以相应的试剂为空白，依照紫外－可见分光光度法（通则0401），在500nm波长处测定吸光度，以吸光度为纵坐标，浓度为横坐标，绘制标准曲线。

测定法　取本品粗粉约1g，精密称定，置索氏提取器中，加乙醚适量，加热回流至提取液无色，放冷，弃去乙醚液。再加甲醇90mL，加热回流至提取液无色，转移至100mL量瓶中，用甲醇少量洗涤容器，洗液并入同一量瓶中，加甲醇至刻度，摇匀。精密量取 10mL，置 100mL 量瓶中，加水至刻度，摇匀。精密量取 3mL，置 25mL 量瓶中，按照标准曲线制备项下的方法，自"加水至 6.0mL"起，依法测定吸光度，从标准曲线上读出供试品溶液中含芦丁的重量（μg），计算，即得。

本品按干燥品计算，含总黄酮以芦丁（$C_{27}H_{30}O_{16}$）计，槐花不得少于 8.0%。

（2）芦丁

依照高效液相色谱法（通则 0512）测定。

色谱条件与系统适用性试验　以十八烷基硅烷键合硅胶为填充剂；以甲醇和 1% 冰醋酸溶液（32：68）为流动相；检测波长为 257nm。理论板数按芦丁峰计算应不低于 2000。

对照品溶液的制备　取芦丁对照品适量，精密称定，加甲醇制成 1mL 含 0.1mg 的溶液，即得。

供试品溶液的制备　取本品粗粉（槐花约 0.2g、槐米约 0.1g），精密称定，置具塞锥形瓶中，精密加入甲醇 50mL，称定质量，超声处理（功率 250W，频率 25kHz）30min，放冷，再称定质量，用甲醇补足减失的质量，摇匀，滤过。精密量取续滤液 2mL，置 10mL 量瓶中，加甲醇至刻度，摇匀，即得。

测定法　分别精密吸取对照品溶液与供试品溶液各 10μL，注入高效液相色谱仪，测定，即得。

本品按干燥品计算，含芦丁（$C_{27}H_{30}O_{16}$）槐花不得少于 6.0%。

（三）思考题

1. 槐花的主要化学成分有哪些？

2. 药材浸出测定方法中，冷浸法与热浸法各有什么特点？

3. 本品与镁粉－盐酸反应鉴别的化合物的类别是什么？反应原理是什么？

4. 本品比色法含量测定的原理是什么？先加乙醚加热回流提取的目的是什么？

第八章　综合设计性实验实训

我们经过前面的基础实验训练，掌握了较为系统的实验基本知识、基本技能之后，有必要进行具有科学实验全过程性质的设计性实验的训练。科学实验的基本程序大体包括：选择课题、课题调研、制订方案、实验过程、综合分析讨论和论文报告的撰写。对设计性实验的教学最好采用任务教学法，主要程序如下：任务设计、任务实施、技术路线制定、实验内容的具体操作与实施、实验数据分析、实验结论与汇报。教学方式采取全开放式、自主性、研究性教学模式，充分发挥学生的主观能动性和教师的主导作用。学生通过实验—失败—再实验—直至成功，模拟创新药物研制过程，从中提高创新分析问题、解决实际问题的能力，使理论与实际相联系。综合设计性实验的选题主要是根据教师科研及学生创新创业项目来开展，所选的内容查不到现成的资料，要求学生根据平时所学理论基础及相似资料自行设计、完成。

实训二十五　高效液相色谱法测定乌蔹莓中芦丁的含量——方法学验证

【技能目标】

1. 正确操作高效液相色谱仪。
2. 正确记录、处理数据。
3. 利用外标法进行含量测定。
4. 掌握方法学验证的操作过程及注意事项。

【知识目标】

1. 掌握高效液相色谱外标法定量分析的原理及方法。
2. 掌握方法学验证的内容。

【实训内容】

学生自己查阅资料、小组讨论，老师辅导完成。

附录一　药品检验报告单

药品检验报告单

编号：

样品名称		规格		批号	
生产单位或产地		剂型		包装	
供样单位		有效期		检验目的	
检验项目		取样日期		报告日期	

检验依据

检验项目	标准规定	检验结果
【性状】		
【鉴别】		
【检查】		
【含量测定】		

检验结论：

负责人：　　　　　　　　复核人：　　　　　　　　检验人：

签发日期：　　　年　　月　　　日

附录二 常用基准试剂的处理方法

常用基准试剂的称量和处理方法表

基准试剂名称	规格	标定溶液	克当量重量	处理方法
硼砂 （$Na_2B_4O_7 \cdot 10H_2O$）	分析纯 （二级）	标准酸	190.680	盛有蔗糖和食盐的 饱和水溶液的 干燥器内平衡一周
无水碳酸钠（Na_2CO_3）	（二级）	标准酸	52.994	$180 \sim 200℃$，$4 \sim 6h$
邻苯二甲酸氢钾 （$C_8H_5KO_4$）	（二级）	标准碱	204.220	$105 \sim 110℃$，$4 \sim 6h$
草酸（$H_2C_2O_4 \cdot 2H_2O$）	（二级）	标准碱或 高锰酸钾	63.033	室温
草酸钠（$Na_2C_2O_4$）	（二级）	高锰酸钾	67.000	$150℃$，$2 \sim 4h$
重铬酸钾（$K_2Cr_2O_7$）	（二级）	硫代硫酸钠 等还原剂	49.031	$130℃$，$3 \sim 4h$
氯化钠（NaCl）	（二级）	银盐	58.443	$105℃$，$4 \sim 6h$
金属锌（Zn）	（二级）	EDTA	32.690	在干燥器中干燥 $2 \sim 4h$
金属镁带（Mg）	（二级）	EDTA	12.153	$100℃$，$1h$
碳酸钙（$CaCO_3$）	（二级）	EDTA	50.044	$105℃$，$4 \sim 6h$

注：① 称取 1 克当量重量的基准试剂，溶于 1L 水中，即为 1.000N 溶液。

② 配制标准溶液时，应根据试剂瓶标签上的分子量和纯度准确称量。

附录三　指示剂与指示液配制

1. 中性红指示液

取中性红 0.5g，加水使溶解成 100mL，滤过，即得。变色范围 pH 6.8~8.0（红→黄）。

2. 甲酚红指示液

取甲酚红 0.1g，加 0.05mol/L 氢氧化钠溶液 5.3mL 使溶解，再加水稀释至 100mL，即得。变色范围 pH 7.2~8.8（黄→红）。

3. 甲酚红－麝香草酚蓝混合指示液

取甲酚红指示液 1 份，与 0.1% 麝香草酚蓝溶液 3 份，混合，即得。

4. 甲基橙指示液

取甲基橙 0.1g，加水 100mL 使溶解，即得。变色范围 pH 3.2~4.4（红→黄）

5. 亚甲蓝指示液

取亚甲蓝 0.5g，加水使溶解成 100mL，即得。

6. 苏丹Ⅳ指示液

取苏丹Ⅳ0.5g，加三氯甲烷 100mL 使溶解，即得。

7. 邻二氮菲指示液

取硫酸亚铁 0.5g，加水 100mL 使溶解，加硫酸 2 滴与邻二氮菲 0.5g，摇匀，即得。本液应临用新制。

8. 荧光黄指示液

取荧光黄 0.1g，加乙醇 100mL 使溶解，即得。

9. 结晶紫指示液

取结晶紫 0.5g，加冰醋酸 100mL 使溶解，即得。

10. 酚酞指示液

取酚酞 1g，加乙醇 100mL 使溶解，即得。变色范围 pH 8.3～10.0（无色→红）。

11. 铬酸钾指示液

取铬酸钾 10g，加水 100mL 使溶解，即得。

12. 淀粉指示液

取可溶性淀粉 0.5g，加水 5mL 搅匀后，缓缓倾入 100mL 沸水中，随加随搅拌，继续煮沸 2min，放冷，倾取上层清液，即得。本液应临用新制。

13. 硫酸铁铵指示液

取硫酸铁铵 8g，加水 100mL 使溶解，即得。

14. 碘化钾淀粉指示液

取碘化钾 0.2g，加新制的淀粉指示液 100mL 使溶解，即得。

15. 溴甲酚紫指示液

取溴甲酚紫 0.1g，加 0.02mol/L 氢氧化钠溶液 20mL 使溶解，再加水稀释至 100mL，即得。变色范围 pH 5.2～6.8（黄→紫）。

16. 溴甲酚紫指示液（用于微生物限度检查）

取溴甲酚紫 1.6g，加 95% 乙醇 100mL 使溶解，即得。变色范围 pH 5.2～6.8（黄→紫）。

17. 溴甲酚绿指示液

取溴甲酚绿 0.1g，加 0.05mol/L 氢氧化钠溶液 2.8mL 使溶解，再加水稀释至 200mL，即得。变色范围 pH 3.6～5.2（黄→蓝）。

18. 溴麝香草酚蓝指示液

取溴麝香草酚蓝 0.1g，加 0.05mol/L 氢氧化钠溶液 3.2mL 使溶解，再加水稀释至 200mL，即得。变色范围 pH 6.0～7.6（黄→蓝）。

附录四　滴定液的配制及标定

氢氧化钠滴定液（0.1mol/L）

【配制】

1. 取氢氧化钠适量，加水振摇使溶解成饱和溶液，冷却后，置聚乙烯塑料瓶中，静置数日，澄清后备用。

2. 取澄清的氢氧化钠饱和溶液 5.6mL，加新沸过的冷水使成 1000mL，摇匀。

【标定】

取在 105℃ 干燥至恒重的基准邻苯二甲酸氢钾约 0.6g，精密称定，加新沸过的冷水 50mL，振摇，使其尽量溶解；加酚酞指示液 2 滴，用本液滴定；在接近终点时，应使邻苯二甲酸氢钾完全溶解，滴定至溶液显粉红色。每 1mL 氢氧化钠滴定液（0.1mol/L）相当于 20.42mg 的邻苯二甲酸氢钾。根据本液的消耗量与邻苯二甲酸氢钾的取用量，算出本液的浓度，即得。

如需用氢氧化钠滴定液（0.05mol/L、0.02mol/L 或 0.01mol/L）时，可取氢氧化钠滴定液（0.1mol/L）加新沸过的冷水稀释制成。必要时，可用盐酸滴定液（0.05mol/L、0.02mol/L 或 0.01mol/L）标定浓度。

【贮藏】

置聚乙烯塑料瓶中，密封保存；塞中有 2 孔，孔内各插入玻璃管 1 支，一管与钠石灰管相连，一管供吸出本液使用。

盐酸滴定液（0.1mol/L）

【配制】

取盐酸 9.0mL，加水适量使成 1000mL，摇匀。

【标定】 盐酸滴定液（1mol/L）

取在 270～300℃ 干燥至恒重的基准无水碳酸钠约 0.15g，精密称定，加水 50mL 使溶解，加甲基红－溴甲酚绿混合指示液 10 滴，用本液滴定至溶液由绿色转变为紫红色时，煮沸 2min，冷却至室温，继续滴定至溶液由绿色变为暗紫色。每 1mL 盐酸滴定液（0.1mol/L）相当于 5.30mg 的无水碳酸钠。根据本液的消耗量与无水碳酸钠的取用量，算出本液的浓度，即得。

如需用盐酸滴定液（0.05mol/L、0.02mol/L 或 0.01mol/L）时，可取盐酸滴定液（1mol/L 或 0.1mol/L）加水稀释制成。必要时标定浓度。

硫酸滴定液（0.1mol/L）

【配制】

取硫酸 6mL，缓缓注入适量水中，冷却至室温，加水稀释至 1000mL，摇匀。

【标定】 依照盐酸滴定液项下的方法标定，即得。

如需用硫酸滴定液（0.01mol/L）时，可取硫酸滴定液（0.5mol/L、0.1mol/L 或 0.05mol/L）加水稀释制成，必要时标定浓度。

高氯酸滴定液（0.1mol/L）

$HClO_4$ 分子量为 100.46　　　$10.05g \rightarrow 1000mL$

【配制】

取无水冰醋酸（按含水量计算，每 1g 水加醋酐 5.22mL）750mL，加入高氯酸（70%～72%）8.5mL，摇匀，在室温下缓缓滴加醋酐 23mL，边加边摇，加完后再振摇均匀，放冷，加无水冰醋酸适量使成 1000mL，摇匀，放置 24h。若所测供试品易乙酰化，则须用水分测定法（通则 0832 第一法 1）测定本液的含水量，再用水和醋酐调节至本液的含水量为 0.01% ~ 0.2%。

【标定】

取在 105℃ 干燥至恒重的基准邻苯二甲酸氢钾约 0.16g，精密称定，加无水冰醋酸 20mL 使溶解，加结晶紫指示液 1 滴，用本液缓缓滴定至蓝色，并将滴定的结果用空白试验校正。每 1mL 高氯酸滴定液（0.1mol/L）相当于 20.42mg 的邻苯二甲酸氢钾。根据本液的消耗量与邻苯二甲酸氢钾的取用量，算出本液的浓度，即得。

如需用高氯酸滴定液（0.05mol/L 或 0.02mol/L）时，可取高氯酸滴定液（0.1mol/L）用无水冰醋酸稀释制成，并标定浓度。

乙二胺四醋酸二钠滴定液（0.05mol/L）

$C_{10}H_{14}N_2Na_2O_8 \cdot 2H_2O$ 分子量为 372.24　　18.61g→1000mL

【配制】

取乙二胺四醋酸二钠 19g，加适量的水使溶解成 1000mL，摇匀。

【标定】

取于约 800℃ 灼烧至恒重的基准氧化锌 0.12g，精密称定，加稀盐酸 3mL 使溶解，加水 25mL，加 0.025% 甲基红的乙醇溶液 1 滴，滴加氨试液至溶液显微黄色，加水 25mL 与氨－氯化铵缓冲液（pH 10.0）10mL，再加铬黑 T 指示剂少量，用本液滴定至溶液由紫色变为纯蓝色，并将滴定的结果用空白试验校正。每 1mL 乙二胺四醋酸二钠滴定液（0.05 mol/L）相当于 4.069mg 的氧化锌。根据本液的消耗量与氧化锌的取用量，算出本液的浓度，即得。

【贮藏】

置玻璃塞瓶中，避免与橡皮塞、橡皮管等接触。

锌滴定液（0.05mol/L）

Zn 分子量为 65.39　　　3.270g→1000mL

【配制】取硫酸锌 15g（相当于锌约 3.3g），加稀盐酸 10mL 与水适量使溶解成1000mL，摇匀。

【标定】精密量取本液25mL，加0.025%甲基红的乙醇溶液1滴，滴加氨试液至溶液显微黄色，加水25mL、氨-氯化铵缓冲液（pH 10.0）10mL与铬黑T指示剂少量，用乙二胺四醋酸二钠滴定液（0.05mol/L）滴定至溶液由紫色变为纯蓝色，并将滴定的结果用空白试验校正。根据乙二胺四醋酸二钠滴定液（0.05mol/L）的消耗量，算出本液的浓度，即得。

高锰酸钾滴定液（0.02mol/L）

$KMnO_4$ 分子量为158.03   3.161g→1000mL

【配制】

取高锰酸钾3.2g，加水1000mL，煮沸15min，密塞，静置2日以上，用垂熔玻璃滤器滤过，摇匀。

【标定】

取在105℃干燥至恒重的基准草酸钠约0.2g，精密称定，加新沸过的冷水250mL与硫酸10mL，搅拌使溶解，自滴定管中迅速加入本液约25mL（边加边振摇，以避免产生沉淀），待褪色后，加热至65℃，继续滴定至溶液显微红色并保持30秒不褪；当滴定终了时，溶液温度应不低于55℃，每1mL高锰酸钾滴定液（0.02mol/L）相当于6.70mg的草酸钠。根据本液的消耗量与草酸钠的取用量，算出本液的浓度，即得。

如需用高锰酸钾滴定液（0.002mol/L）时，可取高锰酸钾滴定液（0.02mol/L）加水稀释，煮沸，放冷，必要时滤过，再标定其浓度。

【贮藏】置玻璃塞的棕色玻瓶中，密闭保存。

硫代硫酸钠滴定液（0.1mol/L）

$Na_2S_2O_3 \cdot 5H_2O$ 分子量为248.19   24.82g→1000mL

【配制】取硫代硫酸钠26g与无水碳酸钠0.20g，加新沸过的冷水适量使溶解并稀释至1000mL，摇匀，放置1个月后滤过。

硫代硫酸钠滴定液（0.05mol/L）取硫代硫酸钠13g与无水碳酸钠0.10g，加新沸过的冷水适量使溶解并稀释至1000mL，摇匀，放置1个月后滤过。或取硫代硫酸钠滴定液（0.1mol/L）加新沸过的冷水稀释制成。

【标定】

硫代硫酸钠滴定液（0.1mol/L）取在120℃干燥至恒重的基准重铬酸钾0.15g，精密称定，置碘瓶中，加水50mL使溶解，加碘化钾2.0g，轻轻振摇使溶解，加稀硫酸40mL，摇匀，密塞；在暗处放置10min后，加水250mL稀释，用本液滴定至近终点时，加淀粉指示液3mL，继续滴定至蓝色消失而显亮绿色，并将滴定的结果用空白试验校正。每1mL硫代硫酸钠滴定液（0.1mol/L）相当于4.903mg的重铬酸钾。根据本液的消耗量与重铬酸钾的取用量，算出本液的浓度，即得。

硫代硫酸钠滴定液（0.05mol/L）依照上法标定，但基准重铬酸钾的取用量改为约75mg。每1mL硫代硫酸钠滴定液（0.05mol/L）相当于2.452mg的重铬酸钾。

室温在25℃以上时，应将反应液及稀释用水降温至约20℃。

如需用硫代硫酸钠滴定液（0.01mol/L或0.005mol/L）时，可取硫代硫酸钠滴定液（0.1mol/L或0.05mol/L）在临用前加新沸过的冷水稀释制成，必要时标定浓度。

亚硝酸钠滴定液（0.1mol/L）

$NaNO_2$ 分子量为69.00　　6.900g→1000mL

【配制】

取亚硝酸钠7.2g，加无水碳酸钠（Na_2CO_3）0.10g，加水适量使溶解成1000mL，摇匀。

【标定】

取在120℃干燥至恒重的基准对氨基苯磺酸约0.5g，精密称定，加水30mL与浓氨试液3mL，溶解后，加盐酸（1→2）20mL，搅拌，在30℃以下用本液迅速滴定，滴定时将滴定管尖端插入液面下约2/3处，随滴随搅拌；至近终点时，将滴定管尖端提出液面，用少量水洗涤尖端，洗液并入溶液中，继续缓缓滴定，用永停滴定法（通则0701）指示终点。每1mL亚硝酸钠滴定液（0.1mol/L）相当于17.32mg的对氨基苯磺酸。根据本液的消耗量与对氨基苯磺酸的取用量，算出本液浓度，即得。

如需用亚硝酸钠滴定液（0.05mol/L）时，可取亚硝酸钠滴定液（0.1mol/L）加水稀释制成。必要时标定浓度。

【贮藏】置玻璃塞的棕色玻瓶中，密闭保存。

硝酸银滴定液（0.1mol/L）

$AgNO_3$ 分子量为 169.87　　16.99g→1000mL

【配制】取硝酸银17.5g，加水适量使溶解成1000mL，摇匀。

【标定】取在110℃干燥至恒重的基准氯化钠约0.2g，精密称定，加水50mL使溶解，再加糊精溶液（1→50）5mL、碳酸钙0.1g与荧光黄指示液8滴，用本液滴定至浑浊液由黄绿色变为微红色。每1mL硝酸银滴定液（0.1mol/L）相当于5.844mg的氯化钠。根据本液的消耗量与氯化钠的取用量，算出本液的浓度，即得。

如需用硝酸银滴定液（0.01mol/L）时，可取硝酸银滴定液（0.1mol/L）在临用前加水稀释制成。

【贮藏】置玻璃塞的棕色玻瓶中，密闭保存。

硫酸铈滴定液（0.1mol/L）

$Ce(SO_4)_2 \cdot 4H_2O$ 分子量为 404.30　　40.43g→1000mL

【配制】取硫酸铈42g（或硫酸铈铵70g），加含有硫酸28mL的水500mL，加热溶解后，放冷，加水适量使成1000mL，摇匀。

【标定】取在105℃干燥至恒重的基准草酸钠约0.2g，精密称定，加水75mL使溶解，加硫酸溶液（取硫酸20mL加入水50mL中混匀，放冷）6mL，边加边振摇，加盐酸10mL，加热至70~75℃，用本液滴定至溶液呈微黄色。每1mL硫酸铈滴定液（0.1mol/L）相当于 6.700mg 的草酸钠。根据本液的消耗量与草酸钠的取用量，算出本液的浓度，即得。

如需用硫酸铈滴定液（0.01mol/L）时，可精密量取硫酸铈滴定液（0.1mol/L），用每 100mL 中含硫酸 2.8mL 的水定量稀释制成。

溴滴定液（0.05mol/L）

Br_2 分子量为 159.81   7.990g→1000mL

【配制】 取溴酸钾 3.0g 与溴化钾 15g，加水适量使溶解成 1000mL，摇匀。

【标定】 精密量取本液 25mL，置碘瓶中，加水 100mL 与碘化钾 2.0g，振摇使溶解，加盐酸 5mL，密塞，振摇，在暗处放置 5min，用硫代硫酸钠滴定液（0.1mol/L）滴定至近终点时，加淀粉指示液 2mL，继续滴定至蓝色消失。根据硫代硫酸钠滴定液（0.1mol/L）的消耗量，算出本液的浓度，即得。

室温在 25℃ 以上时，应将反应液降温至约 20℃。本液每次临用前均应标定浓度。

如需用溴滴定液（0.005mol/L）时，可取溴滴定液（0.05mol/L）加水稀释制成，并标定浓度。

【贮藏】 置玻璃塞的棕色玻瓶中，密闭，在凉处保存。

附录五　常用缓冲溶液的配制方法

1. 甘氨酸－盐酸缓冲液（0.05mol/L）

XmL 0.2mol/L 甘氨酸 + YmL 0.2 mol/L 盐酸，再加水稀释至 200mL。

pH	X（mL）	Y（mL）	pH	X（mL）	Y（mL）
2.0	50	44.0	3.0	50	11.4
2.4	50	32.4	3.2	50	8.2
2.6	50	24.2	3.4	50	6.4
2.8	50	16.8	3.6	50	5.0

甘氨酸分子量为 75.07，0.2 mol/L 甘氨酸溶液含 15.01g/L。

2. 邻苯二甲酸氢钾－盐酸缓冲液（0.05 mol/L）

XmL 0.2mol/L 邻苯二甲酸氢钾 + YmL 0.2mol/L 盐酸，再加水稀释到 20mL。

pH（20℃）	X（mL）	Y（mL）	pH（20℃）	X（mL）	Y（mL）
2.2	5	4.070	3.2	5	1.470
2.4	5	3.96	3.4	5	0.990
2.6	5	3.295	3.6	5	0.597
2.8	5	2.642	3.8	5	0.263
3.0	5	2.022			

邻苯二甲酸氢钾分子量为 204.23，0.2mol/L 邻苯二甲酸氢钾溶液含 40.85g/L。

3. 柠檬酸 – 柠檬酸钠缓冲液（0.1mol/L）

pH	0.1mol/L 柠檬酸（mL）	0.1mol/L 柠檬酸钠（mL）	pH	0.1mol/L 柠檬酸（mL）	0.1mol/L 柠檬酸钠（mL）
3.0	18.6	1.4	5.0	8.2	11.8
3.2	17.2	2.8	5.2	7.3	12.7
3.4	16.0	4.0	5.4	6.4	13.6
3.6	14.9	5.1	5.6	5.5	14.5
3.8	14.0	6.0	5.8	4.7	15.3
4.0	13.1	6.9	6.0	3.8	16.2
4.2	12.3	7.7	6.2	2.8	17.2
4.4	11.4	8.6	6.4	2.0	18.0
4.6	10.3	9.7	6.6	1.4	18.6
4.8	9.2	10.8			

柠檬酸（$C_6H_8O_7 \cdot H_2O$）分子量为210.14，0.1mol/L溶液为21.01g/L。

柠檬酸钠（$Na_3C_6H_5O_7 \cdot 2H_2O$）分子量为294.12，0.1mol/L溶液为29.41g/mL。

4. 乙酸 – 乙酸钠缓冲液（0.2mol/L）

pH（18℃）	0.2mol/L NaAc（mL）	0.3mol/L HAc（mL）	pH（18℃）	0.2mol/L NaAc（mL）	0.3mol/L HAc（mL）
2.6	0.75	9.25	4.80	5.90	4.10
3.8	1.20	8.80	5.0	7.00	3.00
4.0	1.80	8.20	5.2	7.90	2.10
4.2	2.65	7.35	5.4	8.60	1.40
4.4	3.70	6.30	5.6	9.10	0.90
4.6	4.90	5.10	5.8	9.40	0.60

$Na_2Ac \cdot 3H_2O$ 分子量为 136.09，0.2mol/L 溶液为 27.22g/L。

5. 磷酸盐缓冲液

（1）磷酸氢二钠 - 磷酸二氢钠缓冲液（0.2mol/L）

pH	0.2mol/L Na$_2$HPO$_4$ （mL）	0.3mol/L NaH$_2$PO$_4$ （mL）	pH	0.2mol/L Na$_2$HPO$_4$ （mL）	0.3mol/L NaH$_2$PO$_4$ （mL）
5.8	8.0	92.0	7.0	61.0	39.0
5.9	10.0	90.0	7.1	67.0	33.0
6.0	12.3	87.7	7.2	72.0	28.0
6.1	15.0	85.0	7.3	77.0	23.0
6.2	18.5	81.5	7.4	81.0	19.0
6.3	22.5	77.5	7.5	84.0	16.0
6.4	26.5	73.5	7.6	87.0	13.0
6.5	31.5	68.5	7.7	89.5	10.5
6.6	37.5	62.5	7.8	91.5	8.5
6.7	43.5	56.5	7.9	93.0	7.0
6.8	49.5	51.0	8.0	94.7	5.3
6.9	55.0	45.0			

$Na_2HPO_4 \cdot 2H_2O$ 分子量为 178.05，0.2mol/L 溶液为 85.61g/L。

$Na_2HPO_4 \cdot 12H_2O$ 分子量为 358.22，0.2mol/L 溶液为 71.64g/L。

$NaH_2PO_4 \cdot 2H_2O$ 分子量为 156.03，0.2mol/L 溶液为 31.21g/L。

（2）磷酸氢二钠 - 磷酸二氢钾缓冲液（1/15mol/L）

pH	1/15mol/L Na$_2$HPO$_4$ （mL）	1/15mol/L KH$_2$PO$_4$ （mL）
4.92	0.10	9.90
5.29	0.50	9.50
5.91	1.00	9.00

pH	1/15mol/L Na$_2$HPO$_4$ （mL）	1/15mol/L KH$_2$PO$_4$ （mL）
6.24	2.00	8.00
6.47	3.00	7.00
6.64	4.00	6.00
6.81	5.00	5.00
6.98	6.00	4.00
7.17	7.00	3.00
7.38	8.00	2.00
7.73	9.00	1.00
8.04	9.50	0.50
8.34	9.75	0.25
8.67	9.90	0.10
8.18	10.00	0

Na$_2$HPO$_4$·2H$_2$O 分子量为 178.05，1/15mol/L 溶液为 11.876g/L。

KH$_2$PO$_4$ 分子量为 136.09，1/15mol/L 溶液为 9.078g/L。

6. 磷酸二氢钾 – 氢氧化钠缓冲液（0.05mol/L）

XmL 0.2mol/L K$_2$PO$_4$ + YmL 0.2mol/L NaOH 加水稀释至 29mL。

pH（20℃）	X（mL）	Y（mL）	pH（20℃）	X（mL）	Y（mL）
5.8	5	0.372	7.0	5	2.963
6.0	5	0.570	7.2	5	3.500
6.2	5	0.860	7.4	5	3.950
6.4	5	1.260	7.6	5	4.280
6.6	5	1.780	7.8	5	4.520
6.8	5	2.365	8.0	5	4.680

7. 巴比妥钠 – 盐酸缓冲液（18℃）

pH	0.04mol/L 巴比妥钠溶液（mL）	0.2mol/L 盐酸（mL）	pH	0.04mol/L 巴比妥钠溶液（mL）	0.2mol/L 盐酸（mL）
6.8	100	18.4	8.4	100	5.21
7.0	100	17.8	8.6	100	3.82
7.2	100	16.7	8.8	100	2.52
7.4	100	15.3	9.0	100	1.65
7.6	100	13.4	9.2	100	1.13
7.8	100	11.47	9.4	100	0.70
8.0	100	9.39	9.6	100	0.35
8.2	100	7.21		100	

巴比妥钠盐分子量为 206.18，0.04mol/L 溶液为 8.25g/L。

8. Tris – 盐酸缓冲液（0.05mol/L，25℃）

50mL 0.1mol/L 三羟甲基氨基甲烷（Tris）溶液与 X mL 0.1mol/L 盐酸混匀后，加水稀释至 100mL。

pH	X（mL）	pH	X（mL）
7.10	45.7	8.10	26.2
7.20	44.7	8.20	22.9
7.30	43.4	8.30	19.9
7.40	42.0	8.40	17.2
7.50	40.3	8.50	14.7
7.60	38.5	8.60	12.4
7.70	36.6	8.70	10.3
7.80	34.5	8.80	8.5
7.90	32.0	8.90	7.0
8.00	29.2		

三羟甲基氨基甲烷（Tris）$HOCH_2CH_2OHCHOCH_2NH_2$ 分子量为 121.14；

0.1mol/L 溶液为 12.114g/L。Tris 溶液可从空气中吸收二氧化碳，使用时注意将瓶盖盖严。

9. 硼酸 – 硼砂缓冲液（0.2mol/L 硼酸根）

pH	0.05mol/L 硼砂（mL）	0.2mol/L 硼砂（mL）	pH	0.05mol/L 硼砂（mL）	0.2mol/L 硼酸（mL）
7.4	1.0	9.0	8.2	3.5	6.5
7.6	1.5	8.5	8.4	4.5	5.5
7.8	2.0	8.0	8.7	6.0	4.0
8.0	3.0	7.0	9.0	8.0	2.0

硼砂（$Na_2B_4O_7 \cdot H_2O$）分子量为 381.43，0.05mol/L 溶液（ = 0.2mol/L 硼酸根）含 19.07g/L。

硼酸（H_2BO_3）分子量为 61.84，0.2mol/L 溶液为 12.37g/L。

硼砂易失去结晶水，必须在带塞的瓶中保存。

10. 硼酸 – 硼砂缓冲液（0.2mol/L 硼酸根）

pH	0.05mol/L 硼砂（mL）	0.2mol/L 硼酸（mL）	pH	0.05mol/L 硼砂（mL）	0.2mol/L 硼酸（mL）
7.4	1.0	9.0	8.2	3.5	6.5
7.6	1.5	8.5	8.4	4.5	5.5
7.8	2.0	8.0	8.7	6.0	4.0
8.0	3.0	7.0	9.0	8.0	2.0

硼砂（$Na_2B_4O_7 \cdot 10H_2O$）分子量为 381.43，0.05mol/L 溶液（ = 0.2mol/L 硼酸根）含 19.07g/L。

硼酸（H_2BO_3）分子量为 61.84，0.2mol/L 溶液为 12.37g/L。

硼砂易失去结晶水，必须在带塞的瓶中保存。

11. 甘氨酸 – 氢氧化钠缓冲液（0.05mol/L）

XmL 0.2mol/L 甘氨酸 + YmL 0.2mol/L NaOH 加水稀释至 200mL。

pH	X（mL）	Y（mL）	pH	X（mL）	Y（mL）
8.6	50	4.0	9.6	50	22.4
8.8	50	6.0	9.8	50	27.2
9.0	50	8.8	10.0	50	32.0
9.2	50	12.0	10.4	50	38.6
9.4	50	16.8	10.6	50	45.5

甘氨酸分子量为 75.07，0.2mol/L 溶液含 15.01g/L。

12. PBS 缓冲液

pH	7.6	7.4	7.2	7.0
H_2O（mL）	1000	1000	1000	100
NaCl（g）	8.5	8.5	8.5	8.5
Na_2HPO_4（g）	2.2	2.2	2.2	2.2
NaH_2PO_4（g）	0.1	0.2	0.3	0.4

附录六　实验室玻璃器皿洗涤储存

　　实验室最常用的洁净剂是肥皂、肥皂液（特制商品）、洗衣粉、去污粉、洗液、有机溶剂等。肥皂、肥皂液、洗衣粉、去污粉用于可以用刷子直接刷洗的器皿，如烧杯、三角瓶、试剂瓶等；洗液多用于不便用刷子洗刷的器皿，如滴定管、移液管、容量瓶、蒸馏器等特殊形状的仪器，也用于洗涤长久不用的杯皿器具和刷子刷不下的结垢。用洗液洗涤器皿，是利用洗液本身与污物起化学反应的作用，将污物去除。因此需要浸泡一定的时间以反应充分；有机溶剂是针对污物属于某种类型的油腻性，而借助有机溶剂能溶解油脂的作用洗除油污，如甲苯、二甲苯、石油醚、汽油等可以洗油垢；酒精、乙醚、丙酮可以冲洗刚洗净而带水的器皿。

一、洗涤液的种类及使用注意事项

　　洗涤液简称洗液，根据各种不同的要求有各种不同的洗液。

（一）强酸氧化剂洗液

　　强酸氧化剂洗液是用重铬酸钾（$K_2Cr_2O_7$）和浓硫酸（H_2SO_4）配成。$K_2Cr_2O_7$在酸性溶液中有很强的氧化能力，对玻璃仪器又极少有侵蚀作用。所以这种洗液在实验室内使用最广泛。这种洗液在使用时切忌不能溅到身上，以防"烧"破衣服和损伤皮肤。洗液倒入要洗的玻璃器皿中，应使器皿周壁全浸洗后稍停一会再倒回洗液瓶。第一次用少量水冲洗刚浸洗过的仪器后，废水不要倒在水池里和下水道里，长久会腐蚀水池和下水道，应倒在废液缸中，集中处理。

（二）碱性洗液

碱性洗液用于洗涤有油污的玻璃器皿，此洗液是采用长时间（24h 以上）浸泡法，或者浸煮法。从碱洗液中捞取仪器时，要戴乳胶手套，以免烧伤皮肤。

常用的碱洗液有：碳酸钠液（Na_2CO_3，即纯碱），碳酸氢钠液（$NaHCO_3$，即小苏打），磷酸钠液（Na_3PO_4，即磷酸三钠），磷酸氢二钠液（Na_2HPO_4）等。

二、洗涤玻璃仪器的步骤要求

常法洗涤仪器时，应首先将手用肥皂洗涤干净，避免手上的油污附在玻璃器皿上增加洗涤的困难，如玻璃仪器长久存放附有灰尘，先用清水冲洗，再用洗涤液刷洗，如先用刷子沾上去污粉将器皿内外用刷子刷一遍，然后用自来水冲洗 5 次，再用蒸馏水冲洗 3 次以上。干净的玻璃仪器应该以挂不住水珠为度，如仍然能挂住水珠，则再次按照上述步骤清洗，并用蒸馏水冲洗，直到挂不住水珠为止。用蒸馏水冲洗时应顺壁清洗并不断震荡，用蒸馏水清洗过的仪器用试纸检测酸碱度应为中性。

作为实验室经常用的玻璃器皿应在每次做完试验后洗净干燥备用，由于不同试验对干燥有不同的要求，一般定量分析用的烧杯、三角瓶等玻璃器皿洗净后就可以使用，而用于食品检测的玻璃器皿要求都是干燥的，有的要求无水痕，有的要求无水，应根据不同要求进行干燥仪器。

三、烘干

洗净的玻璃器皿，控去水，放在烘箱内烘干，烘箱温度设定为 105～110℃。烘干 1h 左右，此方法适用于一般的玻璃器皿，称量瓶等烘干后要放在干燥箱内冷藏保存，薄厚的或实心玻璃塞在烘箱中烘干时，烘箱温度要慢慢上升，防止玻璃器皿烘裂，量器不能放在烘箱中烘干；量器等玻璃器皿应放在玻璃器皿烘干器上用冷风吹干。

四、存放和隔离

经洗涤烘干后的玻璃器皿应根据用途分类存放，存放时需注意摆放整齐，便于取出，防止破裂。

附录七　药物分析实验常用标准操作规程

一、称量

试验中供试品与试药等"称重"的量，均以阿拉伯数字表示，其准确度可根据数值的有效位数来确定，如称取"0.2g"系指称重量可为 0.16～0.24；称取"2g"，系指称量重量可为 1.5～2.5g；称取"2.0g"，系指称量重量可为 1.95～2.05g；称取 2.00g，系指称取重量可为 1.995～2.005g。

"称定"系指称取重量应准确至所取重量的百分之一；取用量为"约"若干时，系指取用量不超过规定量的 ±10%；"精密称定"系指称取重量应准确至所取重量的千分之一；如苯甲酸钠含量测定中"取本品约 0.3g，精密称定"，则取样的范围应为 0.2501～0.3499g。

二、定容

容量瓶在使用之前应检查其是否漏水。检查方法是：放入自来水至标线附近，盖好瓶塞，瓶口外水珠用布或滤纸擦拭干净，用左手按住瓶塞，右手手指顶住瓶底边缘，把瓶倒立 2min，观察瓶周围是否有水渗出，如果不漏，将瓶直立，把瓶塞旋转约 180°，再倒立过来试一次。检查两次非常必要，因为有时瓶塞与瓶口不是任何位置都密合的。

易溶的微量药物（mg 级或以下），可直接装入容量瓶中，并用溶剂冲洗称量纸和容量瓶的磨口塞。

难溶的或者称样量大的药物，用溶剂先将药物在烧杯中溶解，再将溶液转移至容量瓶中。转移时要使玻璃棒的下端靠紧容量瓶内壁，使溶液沿玻璃棒流入瓶中，溶液全部流完后，将烧杯轻轻沿玻璃棒上移 1～2cm，同时直立，使附着在玻璃棒与杯嘴之间的溶液流回到杯中，然后用蒸馏水洗涤烧杯 3 次，将洗涤液一并转入容量瓶中。当加入蒸馏水至容量瓶的 2/3 时，沿水平方向摇动容量瓶，使溶液混匀。接近标线时，要用胶头滴管滴加，直至溶液的弯月面与标线相切为止。盖好瓶塞，将容量瓶倒转，使瓶内气泡上升，再倒转过来，使气泡再直升到顶，如此反复数次直至溶液混匀为止。有时可以把一个干净的漏斗放在容量瓶上，将已称样品放入漏斗中（这时大部分已落入容量瓶中），再用少量蒸馏水将残留在漏斗上的样品完全洗入容量瓶中，冲洗几次，轻轻提起漏斗，再用洗瓶的水充分冲洗后，然后操作如前。

三、过滤

滤纸的折叠与安放：将折好的滤纸放在洁净的漏斗上（滤纸上缘要求低于漏斗的边缘），用手按紧使之密合，然后用蒸馏水或即将滤过的溶液润湿，再用手或玻璃棒压滤纸，将留在滤纸与漏斗壁之间的气泡赶出，使滤纸紧贴漏斗壁，以加快过滤速度。

过滤过程：简记为"一贴两低三靠"。一贴：指滤纸要紧贴漏斗壁。二低：一是滤纸的边缘要稍低于漏斗的边缘；二是在整个过滤过程中还要始终注意到滤液的液面要低于滤纸的边缘。三靠：一是待过滤的液体倒入漏斗中时，盛有待过滤液体的烧杯的烧杯嘴要靠在倾斜的玻璃棒上（玻璃棒引流）；二是指玻璃棒下端要靠在三层滤纸一边（三层滤纸比一层滤纸厚，不易划破）；三是指漏斗颈部下端要紧靠接收滤液的接收器的内壁。

四、移液

移液前，移液管要用被吸取的溶液润洗 3 次，以除去管内残留的水分。为此，可倒少许溶液于一洁净而干燥的小烧杯中，用移液管吸取少量溶液，将管横下转动，使溶液流过管内标线下所有的内壁，然后将管直立，将溶液由尖口处放入废液中。

吸取溶液时，一般左手拿洗耳球，右手把移液管插入溶液中吸取。当溶液吸至标线以上时，马上用右手食指按住管口，取出移液管，用滤纸擦干下端，然后稍松食指，使液面平稳下降，直至溶液的弯月面与标线相切，立即按紧食指，将移液管垂直放入接受溶液的容器中，管尖与容器壁接触，放松食指，使溶液自由流出，流完后再等15s。残留于管尖的液体不必吹出，因为在校正移液管时，也没有把这部分液体体积计算在内。移液管使用后，应立即洗净放在移液管架上。

五、滴定

常用滴定管一般分为两种，一种是酸式滴定管，另一种是碱式滴定管。酸式滴定管的下端有玻璃活塞，可以盛放酸液及氧化剂（不能放碱液，碱液使活塞与活塞套粘合，难于转动）。碱式滴定管的下端连接一橡皮管，内放一玻璃珠，以控制溶液的流出，下端连接一尖嘴玻璃管，可以盛碱液（不能盛放酸或氧化剂等腐蚀胶皮的溶液）。

滴定的操作步骤：

1. 涂油及试漏

酸式滴定管在使用之前进行活塞涂油，一是防止溶液自活塞漏出，二是使活塞自由转动，便于调节角度控制溶液流出量。涂油前用滤纸将活塞及活塞套擦干，在活塞粗端和活塞套细端分别涂一薄层凡士林，把活塞放入活塞套内，旋转数次，直至外面观察时呈透明即可。也可以在玻璃活塞的两端涂上一薄层凡士林，小心不要涂在塞孔处以防堵塞孔眼。在滴定管内装入蒸馏水，置滴定管架上2min，观察有无水滴滴下、缝隙是否有水渗出，然后将活塞旋转180°，再观察一次，放在滴定架上，没有漏水即可使用。

2. 洗涤、装液、排气

洗涤：当滴定管没有明显污染时，可以直接用自来水冲洗，或用滴定管刷蘸上肥皂水或洗涤剂刷洗，不能用去污粉。如果用肥皂或洗涤剂不能洗干净，则可用 5～10mL 洗液清洗。洗涤酸管时，要预先关闭活塞，倒入洗液后，一手拿住滴定管上端无刻度部分，另一手拿住活塞上部无刻度部分，边转动边将管口倾斜，使洗液流经全管内壁，然后将滴定管竖起，打开活塞使洗液从下端放回原洗液瓶中。洗涤碱管时，应先去掉下端的橡皮管和细嘴玻璃管，接上一小段塞有玻璃棒的橡皮管，再按上法洗涤。用肥皂、洗涤剂或洗液洗涤后都需用自来水充分洗涤，然后检查滴定管是否洗净。滴定管的外壁亦应保持清洁。

装液：为保证装入滴定管的溶液不被稀释，要用该溶液洗滴定管 3 次，每次用 7～8mL。洗法是注入溶液后，将滴定管横过来，慢慢转动，使溶液流遍全管，然后将溶液自下放出。洗好后将滴定管垂直夹在滴定管夹上，装入溶液，装溶液时要直接从试剂瓶倒入滴定管，不要再经过漏斗等其他容器。

排气：将标准溶液充满滴定管后，应检查管下部是否有气泡。如有气泡，若为酸式滴定管可旋动活塞，使溶液急速下流驱去气泡；如为碱式滴定管，则可将橡皮管向上弯曲，在稍高于玻璃珠所在处用两手指挤压，使溶液从尖嘴口喷出，气泡即可除尽。排气后将滴定管下端悬挂的液滴除去，重新加满至刻度。

3. 滴定

滴定时，左手控制溶液流量，右手拿住锥形瓶的瓶颈，并向同一方向作圆周运动旋摇，这样使滴下的溶液较好地被分散进行化学反应（注：溶液滴出速度不要太快，3～4 滴/秒；旋摇时不要使瓶内溶液溅出）。接近终点时，滴定速度要放慢，以防滴定过量，每加入 1 滴或半滴溶液，不断摇动，直至达终点。滴加 1 滴或半滴的方法是使液滴悬挂管尖而不让液滴自由流下，再用锥形瓶内壁将液滴碰下，然后用洗瓶将附着的溶液洗入瓶内。

滴定结束后，滴定管中剩余的溶液应弃去，不得将其倒回原瓶，以免玷污整瓶溶液。随即用水洗净滴定管，倒置在滴定管架上。

4. 读数

无色或浅色溶液，读数时，眼睛视线与溶液弯月面下缘最低点应在同一水平上；深色溶液（如 $KMnO_4$ 溶液）的弯月面难以看清，可观察液面的上缘。滴定管读数时应估计到 0.01mL。

附录八 原始记录表单

实训一 《中国药典（2015年版）》的查阅记录单

序号	查阅项目	所在药典页数	查阅结果
1	九里香鉴别	部　　页	
2	广藿香油检查	部　　页	
3	一清颗粒含量测定	部　　页	
4	二氟尼柳性状	部　　页	
5	木糖醇含量测定	部　　页	
6	葡萄糖注射液检查	部　　页	
7	阿司匹林原料药的质量标准	部　　页	
8	〔贮藏〕项下"密闭"的规定	部　　页	
9	盐酸滴定液的配制及标定	部　　页	
10	质量差异检查法	部　　页	

实训二　容量仪器自校记录单

NO：

操作原理：绝对校准是测定容量器皿的实际容积。常用的校准方法为衡量法，又叫称量法。即用天平称得容量器皿容纳或放出纯水的质量，然后根据水的密度，计算出该容量器皿在标准温度20℃时的实际容积。

操作步骤：

1. 一定气温下将容器标记后称量并记录，加纯水至刻度线后称量并记录。
2. 由两次称量的质量差计算得用水质量，查询纯水在该温度下密度值并计算所用水体积。
3. 计算出容器的实际偏差是否在允许范围之内。

（水的温度 =　　　℃，密度 =　　　$g \cdot mL^{-1}$）

器皿名称	器皿编号	器皿规格	器皿质量（g）	加水后质量（g）	水的质量（g）	水的体积（mL）	偏差	允许偏差	是否合格

操作人：　　　　　　　　核查人：　　　　　　　　日　期：

实训三 电子天平的使用和称量练习记录

仪器名称		仪器型号	
温度		湿度	
药品名称		日期	

称量结果

项目	测定次数	
	I （g）	II （g）
称量瓶质量（A）		
称量瓶＋样品质量（B）		
称量瓶中样品的质量（$D = B - A$）		
倾出样品的质量（$W = W_1 - W_2$）		
操作结果检验（$W - D$）		

实训四　pH 测定原始记录

温度（℃）：　　　相对湿度（%）：

样品编号		样品名称	
批　　号			
检验依据			
仪器型号		仪器编号	
天平型号		仪器编号	
pH 计校正	两点校正　□ 邻苯二甲酸氢钾标准缓冲液 用缓冲液：□ 磷酸盐标准缓冲液（pH＝6.8） 　　　　　□ 其他 核　　对　□ 邻苯二甲酸氢钾标准缓冲液 用缓冲液：□ 磷酸盐标准缓冲液（pH＝6.8） 　　　　　□ 其他 结　　果：实测 pH _____		
供试液的制备			

实测结果	编号	测得 pH		报告 pH

标准规定	
结　　论	□ （均）符合规定　　　　　　□ （均）不符合规定

检验者：　　　　　　　　校对者：　　　　　　　　审核者：

日　　期：　　　　　　　日　　期：　　　　　　　日　　期：

实训五　比旋度测定原始记录

样品编号			样品名称	
批　　号			温度（℃）	
相对湿度（%）				
检验依据				
仪器型号			旋光管长度	
供试品的干燥实重				
供试液的制备				
测定值	1	2	3	平均值
计算公式				
标准规定				
结　　论	□（均）符合规定　　　　　□（均）不符合规定			

检验者：　　　　　　　　　校对者：　　　　　　　　审核者：

日　期：　　　　　　　　　日　期：　　　　　　　　日　期：

实训六 水杨酸熔点测定原始记录

样品名称		批 号	
温度（℃）		湿度（%）	
检验依据			
仪器型号		仪器编号	
检验方法			
升温速率			
仪器校正	校正方法：□ 一点校正　　□ 其他： 熔点标准品名称　　　　　　　　熔点理论值 □ 一点校正：　熔点实测值（℃）： (1) _____，(2) _____，(3) _____ 平均：_____，校正值：_____ □ 其他：		
样品处理			
样品 实测结果	编号	初熔（℃）	全熔（℃）	熔距（℃）
标准规定			
结　　论	□（均）符合规定　　　　　　□（均）不符合规定		

检验者：　　　　　　　　　　校对者：　　　　　　　　　　审核者：

日　期：　　　　　　　　　　日　期：　　　　　　　　　　日　期：

实训七　百分吸收系数测定原始记录

样品编号		样品名称		
检验依据				
相对湿度（%）		温度（℃）		
仪器型号		仪器编号		
检测波长	nm	扫描范围　　　　nm	狭缝宽度　　　　nm	
参比溶液		溶　剂		
溶液的制备				
光谱扫描结果				
百分吸收系数测定结果				
标准规定				
结　　论	□（均）符合规定　　　　　　　□（均）不符合规定			

检验者：　　　　　　　　　　　校对者：　　　　　　　　　　　审核者：

日　期：　　　　　　　　　　　日　期：　　　　　　　　　　　日　期：

实训八　化学鉴别法原始记录

检品名称		检验日期	
相对湿度（%）		温度（℃）	
批　　号		规　　格	

检验依据

【鉴　别】

结果：□ 呈正反应　　□ 不呈正反应

结论：□ 符合规定　　□ 不符合规定

检验者：　　　　　　　　　校对者：　　　　　　　　　审核者：

日　期：　　　　　　　　　日　期：　　　　　　　　　日　期：

实训九 紫外－可见光谱鉴别原始记录

样品编号		样品名称	
温度（℃）		相对湿度（%）	
批　　号			
鉴别依据			
仪器型号		仪器编号	
溶液制备			
光谱测定			
实验结果			
标准规定			
结　　论	□（均）符合规定　　　　　　□（均）不符合规定		

检验者：　　　　　　　　　　校对者：　　　　　　　　　　审核者：

日　期：　　　　　　　　　　日　期：　　　　　　　　　　日　期：

实训十　红外光谱鉴别原始记录

样品编号		样品名称	
温度（℃）		相对湿度（%）	
批　　号			
检验依据			
仪器型号		仪器编号	
扫描次数			
前处理			
试样制备方法	□ 压片法（□ 溴化钾　□ 氯化钾）　　　□ 糊法　　　□ 膜法 □ 溶液法：溶剂_____　池厚_____mm		
实验结果	□ _____红外光谱图_____与《药品红外光谱集》第_____卷 （　）收载的_____的红外光谱图基本一致。 □ _____红外光谱图_____与_____的红外光谱图基本一 致。附　页		
标准规定	□ _____红外光谱图_____应与《药品红外光谱集》第_____卷 （　）收载的_____的红外光谱图基本一致。 □ _____红外光谱图_____与_____的红外光谱图基本 一致。		
结　　论	□（均）符合规定　　　　　　　　□（均）不符合规定		

检验者：　　　　　　　　　　校对者：　　　　　　　　　　审核者：

日　　期：　　　　　　　　　日　　期：　　　　　　　　　日　　期：

实训十一　TLC 鉴别法原始记录

检品名称		检验日期	
温度（℃）		相对湿度（%）	
批　　号		规　　格	

检验依据

[鉴别]
供试品溶液的制备

对照品（或对照药材、对照提取物）溶液的制备
对照物质来源
　　□ 均为中国药品生物制品检定所提供
　　□ 其他
No：

薄层色谱条件与结果详见附图（　　　　　）

结论：□ 符合规定　　　□ 不符合规定
（规定：在供试品色谱中，在与对照品（或对照药材、对照提取物）色谱相应位置上，显相同颜色的斑点。）

检验者：　　　　　　　　　校对者：　　　　　　　　　审核者：

日　期：　　　　　　　　　日　期：　　　　　　　　　日　期：

实训十二　重金属检查原始记录

样品编号		样品名称	
温度（℃）		相对湿度（%）	
批　　号			
检验依据			
天平型号		天平编号	
检验方法与 操作步骤			
称量数据与 供试品溶液制备			
实测结果	□ 供试品管中所显颜色_____于甲管（标准管） □ 供试品溶液所生成的铅斑_____于标准铅斑 □ 其他		
标准规定	□ 供试品管所显颜色与甲管（标准管）比较，不得更深 　（含重金属不得过_____） □ 其他		
结　　论	□（均）符合规定　　　　　　　□（均）不符合规定		

检验者：　　　　　　　　　　校对者：　　　　　　　　　审核者：

日　期：　　　　　　　　　　日　期：　　　　　　　　　日　期：

实训十三　一般杂质检查的原始记录

样品编号		样品名称	
温度（℃）		相对湿度（%）	
批　　号			
检验依据			
天平型号		仪器型号	
操作步骤			
称量数据及 供试品溶液制备			
实测结果			
标准规定			
结　　论	□（均）符合规定	□（均）不符合规定	

检验者：　　　　　　　　　　校对者：　　　　　　　　　　审核者：

日　期：　　　　　　　　　　日　期：　　　　　　　　　　日　期：

实训十四 甲苯法水分测定原始记录

样品编号		样品名称	
温度（℃）		相对湿度（%）	
批　　号			
检验依据			
仪器型号		仪器编号	
检验方法与操作步骤			
称量数据			
实测结果			
结　　论	□（均）符合规定		□（均）不符合规定

检验者：　　　　　　　　　校对者：　　　　　　　　　审核者：

日　期：　　　　　　　　　日　期：　　　　　　　　　日　期：

实训十五　特殊杂质检查原始记录
（紫外－可见分光光度法）

样品编号		样品名称	
温度（℃）		相对湿度（%）	
批　　号			
检验项目			
检验依据			
仪器名称		仪器型号	
检测波长			
溶液制备			
样品测定			
标准规定			
结　　果			
结　　论	□（均）符合规定		□（均）不符合规定

检验者：　　　　　　　　　　校对者：　　　　　　　　　审核者：

日　期：　　　　　　　　　　日　期：　　　　　　　　　日　期：

实训十六　阿司匹林肠溶片含量测定原始记录（1）

滴定液浓度及名称					
配制依据					
标定用 □ 基准物 □ 滴定液	名　称		溶质	名　称	
	□ 批　号 □ 校正因子			批　号	
	有 效 期			生产单位	
	提供单位			纯度级别	
滴定管	编　号		不确定度		
	有 效 期				
干燥箱	型　号		天平	型　号	
	仪器编号			仪器编号	
配制方法					
计算公式					
初标记录	日期		温度（℃）	相对湿度（%）	

标定记录	日期			温度（℃）		相对湿度（%）
	编　号					
	取样量	□ W（g）				
		□ V（mL）				
	滴定液起始 读数 V_a（mL）					
	终点读数 V_b（mL）					
	消耗滴定液 体积 ΔV（mL）					
	校正因子					
	平均校正因子			相对平均偏差		

续表

复标记录	日期		温度（℃）		相对湿度（%）	
	编　号					
	取样量	□ W（g）				
		□ V（mL）				
	滴定液起始读数 V_a（mL）					
	终点读数 V_b（mL）					
	消耗滴定液体积 ΔV（mL）					
	校正因子					
	平均校正因子			相对平均偏差		
滴定液校正因子（F）						
相对偏差				有效期		

初标者：　　　　　　　标定者：　　　　　　　复标者：
日　期：　　　　　　　日　期：　　　　　　　日　期：

实训十六 阿司匹林肠溶片含量测定原始记录（2）

样品编号		滴定液		滴定管		
温度（℃）				相对湿度（%）		
样品名称		校正因子		不确定度		
批 号		检验依据				
检验项目						
检验方法						
空白滴定结果 V_0（mL）			天平	型号		
				编号		
编 号						
取样量	□ W（g）					
	□ V（mL）					
滴定液起始读数 V_a（mL）						
终点读数 V_b（mL）						
消耗滴定液体积 ΔV（mL）						
计算公式						
结 果						
平 均						
标准规定						
结 论	□（均）符合规定			□（均）不符合规定		

检验者： 校对者： 审核者：

日 期： 日 期： 日 期：

实训十七　旋光法测定葡萄糖注射液含量原始记录

样品编号		样品名称	
批　　号		温度（℃）	
相对湿度（%）			
检验依据			
仪器型号		旋光管长度	
供试品的 干燥实重			
供试液的制备			
测定值	1	2	3	平均值
计算公式			
标准规定			
结　　论	□（均）符合规定	□（均）不符合规定	

检验者：　　　　　　　　　　校对者：　　　　　　　　　　审核者：

日　期：　　　　　　　　　　日　期：　　　　　　　　　　日　期：

实训十八　维生素 A 含量测定原始记录

样品编号					样品名称				
温度（℃）					相对湿度（%）				
批　　号									
仪器型号					仪器编号				
天平型号					仪器编号				
检验依据									
样品称量 （g）	（1）		（2）		环己烷 （mL）		λmax （nm）	（1）	（2）

吸收度 比值表	波长	328nm		300nm		316nm		340nm		360nm	
	吸收度 比值	1.000		0.555±0.020		0.907±0.020		0.811±0.020		0.299±0.020	
	吸收度	（1）	（2）	（1）	（2）	（1）	（2）	（1）	（2）	（1）	（2）
	比值										

第一法	计算	
标准规定		
实测结果	（1）　　　　　　　　　　　　　（2） 平均值：	
结　　论	□ 符合规定　　　　　□ 不符合规定	

检验者：　　　　　　　　校对者：　　　　　　　　审核者：

日　期：　　　　　　　　日　期：　　　　　　　　日　期：

续表

第二法	操作步骤								
	称量（g）	(1)	(2)	λ_{max}（nm）		(1)	(2)		
	波　长	325nm		300nm		310nm		334nm	
	吸收度	(1)	(2)	(1)	(2)	(1)	(2)	(1)	(2)
	A_{300nm}/A_{325nm}	(1)			(2)				
	计算								
标准规定									
实测结果		(1)			(2)				
		平均值：							
结　论		□ 符合规定			□ 不符合规定				

检验者：　　　　　　　　　　校对者：　　　　　　　　　　审核者：

日　期：　　　　　　　　　　日　期：　　　　　　　　　　日　期：

实训十九　酸性染料比色法测定硫酸阿托品片的含量

样品编号		样品名称	
温度（℃）		湿度（%）	
批　　号			
仪器型号		仪器编号	
检验依据			

对照品溶液的制备：

对照品来源：　　　　　　　　对照品名称：

干燥：□无　□减压　□烘干

干燥剂：　　　　　干燥时间：＿＿＿＿＿h　　　　干燥温度：□室温　□＿＿＿＿＿℃

称取量和稀释过程：

对照品浓度（mg/ml）计算：

供试品溶液的制备：

测定方法：

计算公式：

标准规定：

实测结果：

结　　论	□符合规定　　　　□不符合规定

检验者：　　　　　　　　校对者：　　　　　　　　审核者：

日　期：　　　　　　　　日　期：　　　　　　　　日　期：

实训二十　气相色谱法测定艾纳香中龙脑含量原始记录

样品编号		样品名称	
温度（℃）		相对湿度（%）	
批　　号			
检验项目			
检验依据			
仪器名称		仪器编号	
天平型号		仪器编号	
载气类型	□ 氮气　　　　□ 氦气　　　　□ 其他（　　　　　　　　　）		

进样方式	□ 顶空进样法　顶空瓶加热温度：_____℃，定量管温度：_____℃ 传输管温度：_____℃，顶空瓶压力控制值：_____psi 顶空瓶加热平衡时间：_____min □ 溶液法　　　进样体积：_____μL，进样口温度：_____℃ □ 不分流　　□ 分流　分流比_____：1
色谱条件	□毛细管柱　　　□不锈钢填充柱　　　□玻璃填充柱 柱编号：_____，柱长：_____m，柱内径：_____mm 载体名称：_____ 固定液名称：_____，固定液膜厚度：_____μm 涂布浓度：_____ 柱温：_____ □ 恒温　温度：_____℃ 程序升温： 分析模式　□ 恒流：_____mL/min　　□ 恒压：_____psi 　　　　　□ 其他：（　　　　　　　　　　　）

续表

检测器 信息栏	□FID □TCD □ECD □μ-ECD □NPD 检测器温度：_____℃，氢气：_____ mL/min，空气：_____ mL/min 尾吹气或柱气流+尾吹气：_____ mL/min，参比气：_____ mL/min
系统 适用性	理论板数（n）：_____，拖尾因子（T）：_____ 分离度（R）：_____
分析方法	□外标法 □内标法 □归一化法 □其他（ ）
对照品溶液的制备 及校正因子	
供试品溶液的制备	
计算公式	
实测结果	
标准规定	
结 论	□（均）符合规定 □（均）不符合规定

注：如部分参数未用到，请在相应栏目内画"／"。

检验者：   校对者：   审核者：

日 期：   日 期：   日 期：

实训二十一　高效液相色谱法测定
牛黄解毒片中黄芩苷含量原始记录

样品编号		样品名称	
温度（℃）		相对湿度（%）	
批　　号			
检验项目			
检验依据			
仪器名称		仪器编号	
天平型号		天平编号	

| 色谱条件 | 色谱柱固定相类型：
□ C18　□ C8　□ TMS　□ CN　□ NH$_2$　□ Si　□其他（　　　　　　　　　　）
色谱柱编号：_____，粒径：_____ μm，_____ × _____ cm
柱温：_____℃　　　　　　预柱：

□ 紫外检测器：_____ nm　　　　□ 其他检测器：

流动相组成：
□ 恒比例：
梯度洗脱：

流速：_____ mL／min，进样量：_____ μL

衰减：_____，灵敏度：_____，纸速：_____ |

续表

系统适用性	理论板数（N）：_____，拖尾因子：_____ 分离度（R）：_____，容量因子：_____
分析方法	□外标法　　　□内标法　　　□归一化法 □ 其他（　　　　　　　　　　　　　　　）
对照品溶液的制备 及校正因子	
供试品溶液的制备	
计算公式	
实测结果	
标准规定	
结　　论	□（均）符合规定　　　　　□（均）不符合规定

注：如部分参数未用到，请在相应栏目内画"／"。

检验者：　　　　　　　　校对者：　　　　　　　　审核者：

日　　期：　　　　　　　日　　期：　　　　　　　日　　期：

实训二十二　薄层色谱法原始记录

样品编号		样品名称	
温度（℃）		相对湿度（%）	
批　号			
检验项目			
检验依据			
展开剂		固定相	
天平型号		仪器编号	
供试品溶液的制备			
对照品/药材溶液的制备			
点样量			
检出条件			
标准规定			
结　果			
结　论	□（均）符合规定		□（均）不符合规定

检验者：　　　　　　　　校对者：　　　　　　　　审核者：

日　期：　　　　　　　　日　期：　　　　　　　　日　期：

参考文献

［1］国家药典委员会. 中华人民共和国药典（2015 年版）［M］. 北京：中国医药科技出版社，2015.

［2］彭颐，张华，裘兰兰. 药物分析实训指导［M］. 武汉：华中科技大学出版社，2013.

［3］张丽，尹华. 中药分析学实验［M］. 北京：中国医药科技出版社，2015.

［4］刘晓秋. 中药分析实验［M］. 北京：中国医药科技出版社，2019.

［5］卫亚丽，汤洪敏，莫珊凤，等. 不同产地黔艾纳香中左旋龙脑含量测定［J］. 中华中医药杂志，2015，30（1）：278-280.